venez toutes bloguer sur
www.lesparesseuses.com

Les recettes de beauté naturelles des Paresseuses

Carole Dichampt

Les recettes de beauté naturelles des Paresseuses

•MARABOUT•

Avertissement

Certains ingrédients contenus dans les recettes peuvent présenter, s'ils sont mal utilisés, une certaine toxicité.
L'auteur et l'éditeur ne pourraient être tenus pour responsables des conséquences éventuelles d'une mauvaise interprétation des recettes.

Sommaire

Avant-propos

Pourquoi ce guide va vous aider

Parce que vous, paresseuses, vous n'êtes pas du genre à passer des heures dans la salle de bains, et rêvez de conjuguer beauté avec simplicité et efficacité (primordiale, l'efficacité pour une véritable paresseuse !).

Parce que, bien que paresseuses, vous vous tenez informées et êtes préoccupées par l'avenir de notre belle planète. Parce que vous souhaitez agir en respectant l'environnement (absolument nécessaire au bien-être de votre conscience de paresseuse écologiquement concernée !).

Parce que tellement paresseuses, vous savez que la beauté est avant tout un « état d'être ». Oui, c'est, en tout premier, l'éclat de votre beauté intérieure qui doit illuminer votre joli minois... (Euh, en théorie c'est parfait, dans la pratique c'est moins évident !).

Parce que « paresseuse » s'accorde fort bien avec « voluptueuse », et qu'en réalité, « naturelle » n'est pas synonyme de « négligée », vous êtes prêtes à concéder le minimum d'efforts nécessaires pour dire adieu à une peau de croco, à une grise mine, ou à des cheveux raplapla ! Bien évidemment avec des recettes faciles et amusantes, garanties sans conservateurs ni produits synthétiques (eh oui, c'est possible !).

N'imaginez pas passer de longues heures à jouer au petit chimiste (ou à l'apprentie sorcière) dans votre cuisine soudainement transformée en laboratoire clandestin au bord de l'explosion : toutes les recettes de ce guide sont incroyablement faciles à réaliser. Inutile de touiller interminablement, peser précisément, filtrer méticuleusement, décanter six mois durant… À vous les bains de Cléopâtre, sérums de jouvence, baumes et onguents délicieusement parfumés… En trois coups de cuillère à pot !

Et bonne nouvelle, pour une peau saine et resplendissante, nul besoin de propylène glycol, parabens, et autres ingrédients aux noms barbares ! Miels de thym ou de montagne, huiles précieuses d'argan ou de macadamia, essences aux subtiles senteurs d'oranger, tous sont gorgés de principes actifs aux propriétés indéniables. Dame Nature, dans son infinie richesse, vous offre une extraordinaire palette à utiliser au gré de vos envies : odeurs fraîches, fleuries, capiteuses ou boisées, textures enveloppantes ou bien fluides, couleurs d'ambre, de lait ou d'herbes tendres… C'est au cœur du jardin d'Éden que vous allez paresseusement concocter les petites magies nécessaires à votre teint de pêche.

Alors aucune hésitation, la beauté est dans le pré (ou dans la forêt), et n'hésitez plus à vous chouchouter en toute bonne conscience !

chapitre 1

Comment organiser son « laboratoire »

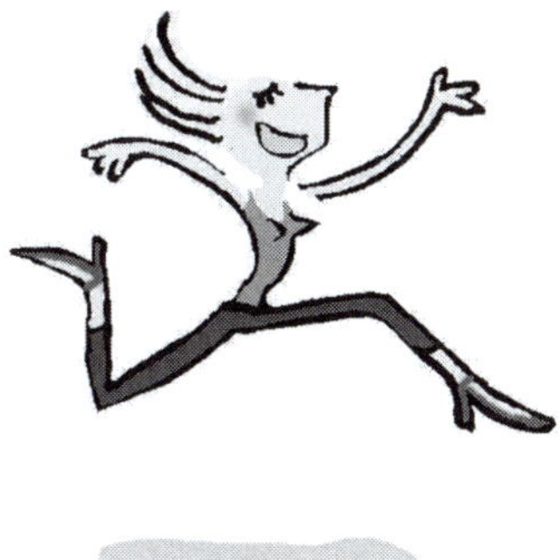

Une vraie petite ménagère !

Je vous rassure tout de suite à propos du « laboratoire » : la microkitchenette d'un ministudio est tout à fait suffisante pour réaliser ces recettes. Il suffit d'une plaque chauffante et d'un évier pour se concocter ses soins de beauté. Mais soyez intransigeantes sur l'hygiène, il faut que l'évier et le plan de travail soient impeccables : les produits naturels sont sensibles aux bactéries. La préparation du matériel que vous allez utiliser est de la plus haute importance : ébouillantez vos flacons et vos ustensiles, essuyez-les soigneusement et désinfectez à l'alcool de pharmacie. Et bien sûr, lavez-vous les mains et brossez bien vos ongles avant de vous mettre au travail !

PETITE ASTUCE DE PARESSEUSE

N'hésitez pas à recycler un stérilisateur à biberons devenu inutile, il pourra vous rendre de grands services en aseptisant vos récipients.

Les ustensiles indispensables

En cherchant bien dans les placards de votre cuisine, vous avez déjà presque tout le matériel nécessaire. Il vous faudra : un goupillon à biberon pour bien nettoyer l'intérieur de vos flacons, une petite casserole, un petit fouet à main, un récipient en verre résistant à la chaleur, une cuillère à soupe, une cuillère à café, une spatule en plastique ou en acier inoxydable, un petit entonnoir. Une paire de baguettes chinoises pourra s'avérer bien utile pour le touillage ! Pensez à récupérer de jolis pots, flacons et petits bocaux en verre pour vos préparations. Le recyclage est bon pour la planète, et les mini pots de confiture remplis de vos gommages et baumes « maison » seront du plus grand chic sur les étagères de votre salle de bains !

Il est préférable de réserver l'usage de votre matériel exclusivement à la fabrication de vos recettes de beauté... sous peine de trouver un drôle de parfum de lavande à votre potage au potiron !

En plus de vos ustensiles de chimiste en herbe, votre équipement beauté comportera :

- Une bassine suffisamment grande pour y plonger vos jolis petons de Cendrillon et les transformer en pieds de princesse !

- Une paire de gants en caoutchouc, de type gants de ménage… non, ce ne sera pas pour lessiver, gratter, récurer… mais pour se faire des pattes de velours.
- Une bouillotte assortie à la couleur de votre pyjama (bon, pour la couleur, ce n'est pas obligatoire…).

Les ingrédients indispensables

Avant de faire la liste de vos emplettes, faites donc une petite inspection des placards de votre cuisine. Vous allez certainement y dénicher de nombreux ingrédients utiles pour réaliser vos recettes : miel, flocons d'avoine, sel, huiles végétales… Achetez donc le strict nécessaire au fur et à mesure de vos besoins.

Liste des ingrédients de base de toute bonne apprentie « naturo-cosméticienne »

Tout d'abord les huiles végétales : ce sont les plus fidèles amies de votre peau. Elles vous serviront à élaborer vos démaquillants, baumes, huiles de massages, gommages…

Celles que vous connaissez certainement

Huile de tournesol : cette huile fluide est très riche en vitamine E et en oméga 6. Adoucissante et assouplissante, elle est très bien tolérée et convient à tous types de peaux.

Huile d'olive : l'olivier est l'arbre emblématique du bassin méditerranéen. Il faut presser entre 4 et 10 kg d'olives pour obtenir un litre de cette huile onctueuse et ambrée. Riche en acides gras essentiels, en vitamines A et E, elle est nourrissante et réparatrice. C'est l'amie des peaux sèches et déshydratées.

Huile de sésame : originaire de l'Inde, c'est l'une des plus anciennes plantes, cultivée pour son huile. Les Assyriens l'utilisaient déjà, il y a 2 500 ans ! Elle contient de la vitamine E et des oméga 6. Elle est aussi naturellement protectrice contre les UV (protection douce, mais attention, insuffisante en cas d'exposition au soleil). Elle est à la fois protectrice, assouplissante et adoucissante.

Huile de pépins de raisin : cette huile légère et très fluide est riche en oméga 6 et en vitamine E, aux propriétés antioxydantes. Elle est facilement absorbée par l'épiderme et laisse la peau satinée et non grasse. Idéale pour toutes celles qui préfèrent les huiles « sèches », c'est une bonne base pour préparer les huiles de massage.

D'autres huiles végétales, plus rares et plus précieuses (donc plus chères)

Huile de jojoba : appelée aussi « or des Incas », elle provient d'une sorte de noisetier sauvage poussant dans les zones désertiques d'Amérique du Sud. Plus qu'une huile, c'est une « cire » végétale, de composition proche du sébum humain. Elle a des propriétés réparatrices et adoucissantes. Elle aide à réguler les sécrétions de sébum. Elle convient à tous les types de peaux et fait merveille pour les soins de la chevelure.

Huile de rose musquée : appelé rosier muscat ou rosier du Chili, ce buisson épineux couvert de fleurs blanches pousse naturellement en Amérique du Sud. Les graines de ses fruits donnent une huile aux propriétés exceptionnelles. Elle contient des oméga 3, 6 et 9, et de la vitamine A acide (ou rétinol). On l'utilise pour ses qualités régénérantes, réparatrices et cicatrisantes.

Huile d'argan : depuis des siècles, c'est le secret de beauté des femmes berbères. Cette huile précieuse est obtenue à partir des fruits de l'arganier, arbuste qui pousse exclusivement dans le Sud-Ouest du Maroc. Très riche en vitamines E et en oméga 6, elle est nourrissante et raffermissante. C'est une huile idéale pour lutter contre les effets du vieillissement et pour entretenir la souplesse et l'élasticité de la peau.

NOTA BENE

La vitamine E est un puissant antioxydant. Elle aide à piéger les radicaux libres responsables du vieillissement de la peau.
La vitamine A (rétinol) est nécessaire au bon état de la peau et des muqueuses. Elle aide à la croissance et à la réparation du tissu épithélial de la peau.

De nombreuses huiles végétales contiennent des vitamines A et E. Vous pouvez profiter pleinement de leurs bienfaits... en variant les assaisonnements de votre salade !

Eh oui, votre peau réagit à votre alimentation et, en utilisant des huiles végétales de qualité, vous nourrissez votre peau... de l'intérieur !

Les « beurres » végétaux

De texture plus ou moins solide, ils sont figés à température ambiante et se liquéfient lorsqu'on les réchauffe. Ils permettent de composer facilement des baumes fondant au contact de la peau.

Beurre de karité : ce beurre végétal très onctueux est extrait de la noix du karité, arbre poussant dans les savanes de l'Afrique de l'Ouest. Il est riche en vitamines A et E. On l'utilise dans de nombreuses préparations pour le corps et les cheveux grâce à ses qualités protectrices et adoucissantes.

Beurre de cacao : en pressant les fèves de cacao, on obtient un beurre odorant, riche en antioxydants naturels. Sa couleur peut varier de l'ivoire jusqu'au brun. Son parfum gourmand et son fort pouvoir assouplissant en font un ingrédient de choix pour tous les baumes à lèvres.

Beurre de coco : obtenu par pressage de la pulpe de la noix de coco. C'est à la fois un beurre et une huile, tout dépend... de la température. Bien à l'abri dans vos placards, il se fige, mais au moindre rayon de soleil, il se liquéfie. Son parfum exotique et sucré évoque la plage, l'été, les vacances... Il est parfait pour les soins du corps, des ongles et des cheveux.

Les huiles essentielles

Les huiles essentielles ? Eh non, ce ne sont pas des huiles ! Bien qu'on les nomme huiles essentielles, ce ne sont pas des corps gras, mais des essences aromatiques volatiles. On les obtient par distillation de la plante dans un alambic, et par expression du zeste pour les essences d'agrumes. Extrêmement concentrées et puissantes, elles sont à utiliser avec parcimonie et doigté ! On doit toujours s'en servir avec prudence et respecter les conseils suivants :

- Ne jamais ingérer d'huile essentielle.
- Ne jamais utiliser d'huile essentielle pure sur la peau.
- Ne pas utiliser d'huile essentielle pour les femmes enceintes et les enfants de moins de trois ans.
- Conserver les huiles essentielles hors de portée des enfants.

- Si vous avez une peau sensible ou que vous êtes sujet à des réactions allergiques, testez votre préparation au creux du coude pendant 24 heures avant de l'utiliser.
- Toujours respecter le dosage des recettes.

Après ces mises en garde d'usage, voici quelques-unes de ces superbes alliées que sont les huiles essentielles :

Celles que l'on devrait toujours avoir à disposition

Lavande officinale (*lavandula angustifolia*) : originaire de Méditerranée, on l'utilise depuis l'Antiquité pour ses propriétés médicinales et pour son parfum frais et apaisant. C'est en distillant à la vapeur d'eau les épis de fleurs mauves que l'on obtient l'huile essentielle. Douce et très polyvalente, ses vertus antiseptiques astringentes et apaisantes la rendent indispensable.

Bois de rose (*aniba rosaeodora*) : originaire des forêts d'Amazonie et de Guyane, on extrait de ce bois, joliment rose (d'où son nom), une huile essentielle au parfum subtil. Très bien tolérée, elle convient aux peaux fragiles et sensibles. Elle a de remarquables propriétés réparatrices et relaxantes.

Géranium (*pelargonium graveolens*) : vivace sous les climats doux, le géranium envahit nos balcons dès l'arrivée des beaux jours. Ses feuilles lorsqu'on les froisse, dégagent un parfum à la fois fleuri et épicé, semblable à celui de la rose de Damas. On utilise son huile essentielle pour son pouvoir parfumant et ses propriétés astringentes et réparatrices.

Cèdre (*cedrus atlantica*) : c'est un conifère majestueux, originaire du massif de l'Atlas, au Maroc. Dans la haute Antiquité, les cèdres étaient dédiés aux dieux. On en extrait une huile essentielle à l'odeur balsamique et boisée, aux propriétés antiseptiques, cicatrisantes et apaisantes.

Palmarosa (*cymbopogon martinii*) : de la famille du vétiver, cette herbacée originaire de l'Inde, donne une huile essentielle à l'odeur fraîche, à la fois fleurie et citronnée. Très bien adaptée aux problèmes de peau, on l'utilise pour ses vertus astringentes, antibactériennes, antifongiques et cicatrisantes.

Orange douce (*citrus sinensis*) : extraite du zeste de l'orange, cette huile essentielle a une belle couleur jaune doré. Son arôme doux et fruité est rassurant et apaisant. Elle a également des propriétés régénérantes et stimulantes pour l'épiderme. Attention, l'utilisation de cette huile essentielle demande quelques précautions : son caractère photosensibilisant rend la peau plus réceptive aux rayons du soleil, aussi il ne faut pas s'exposer aux UV ou au soleil après en avoir appliqué sur la peau.

Ylang-ylang (*cananga odorata*) : les fleurs de cet arbre originaire d'Asie sont distillées pour leur parfum exotique et capiteux. Leur fragrance suave serait euphorisante et aphrodisiaque. Mais cette huile essentielle a aussi des vertus tonifiantes pour la peau et les cheveux.

Citron (*citrus limonum*) : originaire de Chine, le citronnier s'est répandu en Europe en suivant la route des épices. Extraite de l'écorce du fruit, l'huile essentielle à l'odeur acide et fraîche a des vertus purifiantes, bactéricides, détoxiquantes et astringentes. Attention, l'utilisation de cette huile essentielle demande quelques précautions : son caractère photosensibilisant rend la peau plus réceptive aux rayons du soleil, aussi il ne faut pas s'exposer aux UV ou au soleil après en avoir appliqué sur la peau.

Romarin (*rosmarinus officinalis*) : cet arbrisseau très aromatique est connu depuis l'Antiquité pour ses vertus stimulantes et digestives. Très utilisé en parfumerie, il entrait dans la composition de la fameuse « eau de la reine de Hongrie ». Son huile essentielle à l'odeur fraîche et herbacée est obtenue par distillation des fleurs et des feuilles. Elle est tonifiante, stimulante, drainante et facilite la circulation.

Dans la vaste famille des huiles essentielles, il existe des perles rares, mais attention, leur prix est à la hauteur de leur rareté !

Ciste (*cistus ladaniferus*) : originaire du pourtour méditerranéen, cet arbrisseau aux fleurs délicatement froissées comme un papier de soie, produit une huile essentielle précieuse, aux propriétés remarquables. Cicatrisante, astringente et stimulante, l'huile essentielle de ciste est recommandée pour lutter contre les problèmes de couperose et les rougeurs diffuses.

Néroli (*citrus aurantium amara*) (fleur) : l'huile essentielle de néroli provient de la distillation des fleurs de l'oranger amer. Il faut imaginer que l'obtention d'un kilo de cette précieuse (et luxueuse) essence nécessite la cueillette d'une tonne de fleur ! Son parfum suave et délicieusement sucré est inoubliable. Il doit son nom à la princesse de Nérola, qui lança la mode… à la fin du XVIIe siècle. En plus de son pouvoir aromatique extraordinaire, le néroli à des vertus apaisantes, antistress, et régénérantes aux niveaux cellulaire et cutanée.

Rose de Damas (*rosa damascena*) : la reine des fleurs ! Elle porte bien son titre, son huile essentielle est une des plus chère et des plus précieuse. Ce que l'on peut comprendre lorsque l'on sait qu'il faut cinq tonnes de pétales de rose (soit un hectare de roseraie !) pour obtenir un kilo de cette inestimable essence. Elle a presque toutes les qualités : des vertus astringentes, régénérantes et raffermissantes. Excellente dans toutes les préparations anti-âge, car son effet tonifiant stimule les épidermes fatigués et relâchés. Son parfum subtil et envoûtant est très relaxant, tout indiqué… pour voir la vie en rose !

Un oranger, trois possibilités

L'oranger donne à lui seul trois huiles essentielles bien différentes : avec les fleurs distillées, l'huile essentielle de néroli, avec les feuilles distillées, l'huile essentielle de petit grain, et avec la peau des oranges que l'on presse, l'huile essentielle d'orange.

Les hydrolats aromatiques

Très utiles, car on peut les utiliser à tout moment pour se rafraîchir. Ils entrent dans la composition de divers masques et lotions. L'hydrolat est tout simplement l'eau florale issue de la distillation de la plante, après condensation de la vapeur d'eau. Cette véritable « eau de fleurs » garde en elle les arômes de la plante. Bien plus douce qu'une huile essentielle, elle est très bien tolérée par tous les types de peaux.

Hydrolat de rose ou eau de rose : très douce et délicieusement parfumée, elle convient même aux peaux les plus sensibles. Elle a des propriétés adoucissantes et tonifiantes.

Hydrolat de bleuet ou eau de bleuet : le bleuet doit son nom à sa jolie couleur, mais il est aussi appelé « casse lunettes ». En effet, l'eau de bleuet, par ses propriétés apaisantes et décongestionnantes, est idéale pour les soins des yeux. Vaporisé sur le visage, il rafraîchit et éclaircit le teint.

Hydrolat de fleur d'oranger ou eau de fleur d'oranger : son arôme délicat, subtilement floral et fruité est très apaisant. Elle a des vertus régénérantes et tonifiantes, et convient bien aux peaux sèches et matures.

Hydrolat d'hamamélis ou eau d'hamamélis : l'hamamélis est un arbrisseau à larges feuilles, aussi appelé « noisetier des sorcières ». C'était un remède traditionnel utilisé par les Indiens d'Amérique du Nord. L'eau d'hamamélis est réputée pour ses vertus astringentes, purifiantes et toniques. Elle éclaircit le teint et resserre les pores. Excellente pour les soins des peaux à tendance grasse.

Un produit d'exception : le gel d'aloe vera

Originaire du Mexique, l'aloe vera est une plante grasse employée depuis des siècles pour ses vertus médicinales. Le suc de ses feuilles charnues a l'aspect d'un gel fluide et transparent. Appelé « jus » ou « gel d'aloe vera », c'est un véritable trésor pour la peau. Il contient de nombreuses vitamines, plus de vingt minéraux, des oligoéléments et de précieux enzymes. Apaisant, cicatrisant et hydratant, le gel d'aloe vera stimule la microcirculation et la réparation des tissus cutanés. Il permet de composer des sérums réparateurs pour le visage et le contour des yeux.

Au fil des recettes, vous allez découvrir que votre garde-manger vous réserve bien d'autres surprises encore :

Miel, sel, sucre, semoule, lait de soja, flocons d'avoine, poudre d'amande…

Comment choisir les produits

Achetez si possible des produits de qualité biologique. Vous aurez ainsi la certitude qu'ils auront été cultivés sans engrais chimiques ni pesticides.

Soyez attentives à l'emballage : un flacon opaque ou en verre coloré protège bien mieux le produit de l'exposition à la lumière, et c'est un gage de qualité.

Choisissez des huiles végétales de première pression à froid.

Privilégiez les petits contenants : il vaut mieux acheter moins et plus souvent, car une huile peut rancir.

Vérifiez la date limite d'utilisation des hydrolats et leur composition : ils doivent être absolument purs, sans ajout de conservateurs, parfums...

Concernant les huiles essentielles, vérifiez toujours la dénomination latine, c'est le seul moyen d'être sûre de bien choisir la bonne plante. Par exemple, il existe de nombreux types de lavande, donnant chacun une huile essentielle. Mais elles n'auront pas les mêmes propriétés. Aussi, si vous voulez de la lavande vraie et non du lavandin, il faut vous assurer qu'il y a bien l'inscription « *lavandula angustifolia* » sur le flacon.

Comment utiliser les produits

Naturel ne veut pas dire inoffensif, respectez impérativement les proportions des recettes. Surtout ne dépassez pas le nombre de gouttes d'huiles essentielles indiqué, la recette ne sera pas plus efficace, et vous risquez une réaction cutanée fort désagréable !

Je sais que vous aurez très envie d'utiliser immédiatement ce baume divinement parfumé que vous aurez confectionné avec amour. Mais... si vous avez une peau réactive ou que êtes sujette aux allergies, faites toujours un test de peau avant de vous tartiner consciencieusement des orteils à la pointe des oreilles.

Le test est simple à réaliser : il s'agit d'étaler une petite noisette du produit que vous venez de fabriquer au creux de votre coude, et de laisser agir 24 heures sans rincer. Si au bout de ce laps de temps, il n'y a aucune réaction suspecte (rougeur, démangeaison...), alors à vous les joies du tartinage ! Et pour vous récompenser de votre patience, les arômes auront eu tout le temps pour se développer, et vous profiterez pleinement de leurs parfums.

Comment conserver les produits

Il va falloir faire de la place dans votre frigo ! En effet, rien de mieux que le réfrigérateur pour conserver vos huiles végétales et vos hydrolats, ainsi que le gel d'aloe vera.

Gardez vos huiles essentielles dans une boîte ou dans un placard, bien à l'abri de la lumière et de la chaleur, et toujours hors de portée des enfants. À chaque fois que vous les utilisez, pensez à reboucher rapidement vos flacons, les huiles essentielles sont très volatiles et leurs arômes s'échappent ! Mais si vous en prenez soin, elles se conservent plusieurs années.

Pour vos préparations de beauté, l'idéal est de faire juste la quantité nécessaire à votre soin. Certaines recettes (les baumes, par exemple) sont destinées à être utilisées plusieurs fois : un temps indicatif de conservation sera alors indiqué avec la recette.

chapitre 2

Comment se faire une peau de satin,
de pêche ou de velours,
ou comment, avec un minimum d'effort,
obtenir un maximum d'effet…

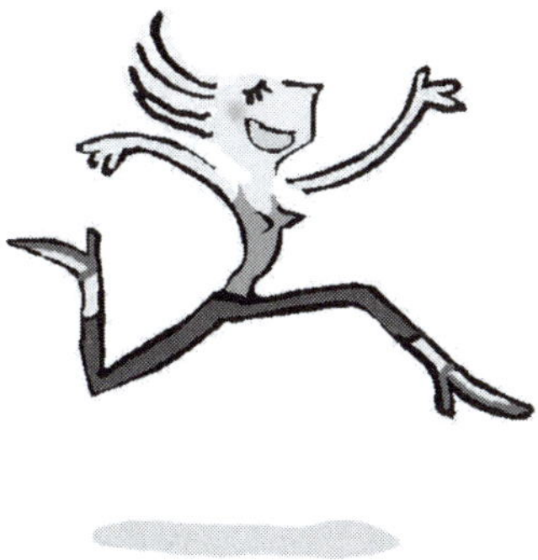

Tout commence par le gommage !

D'accord, vous êtes paresseuse, mais si je vous dis qu'en quelques minutes votre peau rêche et revêche va devenir peau de pêche… vous allez me répondre nonchalamment : « Mmoui… quelques minutes ? Est-ce bien sûr ? ». Alors sincèrement, reconsidérez le projet d'une sieste imminente et prenez avec entrain la direction de votre « laboratoire ». Objectif : la préparation quasi instantanée d'une friction magique. Votre peau vous le rendra bien !

Gommer régulièrement sa peau permet de lui conserver éclat, douceur et souplesse. Un bon gommage, en effectuant une abrasion douce, permet d'exfolier l'épiderme en le débarrassant de ses cellules mortes. Il stimule la microcirculation et les mécanismes de renouvellement cellulaire.

Pratiquer un gommage une à deux fois par semaine permet également d'éviter les problèmes de poils enkystés (vous savez bien, ces petits poils si embêtants qui repoussent sous la peau !).

Pour résumer : un peu de travail en cuisine, une bonne friction sous la douche, et le plaisir de retrouver une peau soyeuse, lumineuse et veloutée.

Alors, à vous de jouer…

Les gommages pour le corps

Un après-midi piscine entre copines, un casting de dernière minute, un rendez-vous impromptu avec votre cher chéri… Vite, vite, il vous faut la peau douce, de toute urgence ! Pas de panique, ce gommage est fait pour vous : effet bluffant assuré, à tester sans attendre.

Gommage SOS peau de satin

Ingrédients pour un gommage

- 4 cuillères à soupe de gros sel de mer
- 1 cuillère à soupe d'huile de pépins de raisin
- 1 cuillère à soupe d'huile de tournesol
- 2 gouttes d'huile essentielle de citron
- 2 gouttes d'huile essentielle de lavande
- 1 goutte d'huile essentielle de romarin

Sel de mer, mon ami

Obtenu dans les marais salants par évaporation de l'eau de mer, le sel marin a des propriétés remarquables. Il est naturellement riche en sels minéraux, magnésium et oligoéléments. On l'utilise pour ses qualités décongestionnantes et décontractantes.

Si vous en avez la possibilité, il vaut mieux choisir un sel gris et non raffiné, il sera plus riche en principes actifs.

La recette pas à pas

- Mettez le sel dans un récipient.
- Versez les huiles végétales, bien remuez pour imbiber le sel.
- Ajoutez les huiles essentielles goutte à goutte.
- Bien mélangez votre préparation.

Ce gommage a l'avantage de se conserver très bien, vous pouvez en préparer de quoi remplir un petit bocal et l'utiliser dans les deux mois suivant la préparation.

Variante : pour un effet encore plus tonifiant, ou pour donner du piquent à un gommage, vous pouvez rajouter à ce mélange une goutte d'huile essentielle de gingembre.

Le gingembre, *Zingiber officinalis*

Le rhizome de gingembre est un classique de la cuisine asiatique et de la pharmacopée chinoise. On en extrait une huile essentielle à la senteur chaude et épicée. Stimulante, on lui attribue également des vertus aphrodisiaques : dans la Grèce antique, il entrait dans la composition des filtres d'amour préparés par les bacchantes…

Mode d'emploi

Dans votre douche ou votre baignoire, humidifiez votre peau, prenez une petite poignée de mélange au sel, et frictionnez-vous, plus ou moins vigoureusement selon votre sensibilité. Insistez sur les endroits où la peau est plus épaisse (talons, coudes, genoux), puis rincez-vous simplement à l'eau. Séchez-vous avec délicatesse… et découvrez le résultat : une peau souple et satinée.

Gommage gourmand « peau de pêche »

Vous êtes une paresseuse mutine, et vous voilà d'humeur coquine ? Ceci est une recette pour vous faire une peau diablement tentatrice, appétissante et délicieusement sucrée…

Ingrédients pour un gommage

- 4 cuillères à soupe de cassonade
- 1 cuillère à soupe d'huile de tournesol
- 1 cuillère à café de miel liquide
- 3 gouttes d'huile essentielle d'orange
- 2 gouttes d'huile essentielle de cèdre

Mmm… le bon miel !

Dans l'Égypte ancienne, on utilisait déjà le miel pour les soins de la peau. Riche en vitamines, minéraux et acide folique, le miel est un excellent agent nourrissant et adoucissant. Le sucre et les enzymes qu'il contient aident à conserver l'hydratation et l'élasticité des tissus cutanés.

Le miel d'acacia au parfum délicat est particulièrement adapté à cette recette. Il reste toujours liquide, et il est facile à mélanger. Si vous avez un miel solide, faites-le chauffer doucement au bain-marie pour le liquéfier avant de l'ajouter aux autres ingrédients.

La recette pas à pas

- Mettez le sucre dans un récipient.
- Versez l'huile de tournesol.
- Ajoutez le miel et bien remuez.
- Ajoutez les huiles essentielles goutte à goutte.
- Bien mélangez votre préparation.
- Laissez reposer une bonne heure avant d'utiliser, pour permettre une meilleure dispersion des arômes et des principes actifs.

Variante : pour un soin bonne humeur et pour démarrer la journée du bon pied, voilà une recette qui gommera aussi vos idées noires. Rajoutez à votre mixture deux gouttes d'huile essentielle de mandarine.

On peut trouver de l'huile essentielle de mandarine jaune, rouge, ou verte. Ça vous paraît un peu compliqué ? Mais non, pas de problème : pour la réalisation de cette recette, choisissez tout simplement celle dont vous préférez l'odeur. Elles ont toutes des vertus profondément relaxantes et apaisantes, et leur parfum acidulé et pétillant vous apportera un peu de soleil au cœur de l'hiver !

La mandarine, *Citrus reticulata*

Le mandarinier est cultivé en Chine depuis plus de 2000 ans. C'est un symbole de longévité et de noblesse. La mandarine tient son nom de « mandarin », car c'est le fruit que l'on offrait à ces hauts dignitaires de l'Empire céleste. On obtient l'huile essentielle de mandarine en pressant le zeste. Elle est très appréciée pour son parfum doux et fruité, ainsi que pour ses propriétés sédatives.

Mode d'emploi

Dans votre douche ou votre baignoire, humidifiez votre peau. Frictionnez-vous avec le mélange, en effectuant des mouvements de massages doux et circulaires pour ne pas agresser votre peau. Insistez sur les endroits ou la peau est plus épaisse (talons, coudes, genoux), puis rincez-vous simplement à l'eau. Séchez-vous sans frotter… et vous voici prête à jouer le rôle d'Ève au jardin d'Éden.

Gommage douceur « peau de velours »

Votre peau est très sensible, vous avez l'impression qu'à chaque gommage elle va rougir, et pas de plaisir… D'ailleurs vous avez depuis longtemps laissé tomber jusqu'à l'idée de vous faire un gommage. Alors cette recette est pour vous : adaptée aux épidermes les plus délicats, elle permet néanmoins une bonne exfoliation. Elle laisse la peau infiniment douce, nourrie, comme repulpée… Une vraie peau de bébé.

Ingrédients pour un gommage

- 4 cuillères à soupe de semoule de blé
- 2 cuillères à soupe d'huile d'olive
- 3 gouttes d'huile essentielle de bois de rose
- 2 gouttes d'huile essentielle de géranium

La recette pas à pas

- Mettez la semoule dans un récipient.
- Versez l'huile d'olive.
- Ajoutez les huiles essentielles goutte à goutte.
- Enfin, mélangez bien votre préparation. C'est prêt !

Variante : si, en plus d'être réactive, votre peau est ultra-sèche, ajoutez à ce mélange une demi-cuillère à café de beurre de karité. Vous aurez pris soin de le faire légèrement tiédir au bain-marie pour qu'il se liquéfie et se mélange aisément au reste de la préparation. Très onctueux et hydratant, le beurre de karité, riche en vitamines A et E, est extrêmement nourrissant et réparateur.

Mode d'emploi

Dans votre douche ou votre baignoire, humidifiez votre peau. La dureté du gommage va dépendre du degré d'humidité de la peau : plus elle sera mouillée, plus le gommage sera doux. Vous pouvez ainsi parfaitement adapter le soin à votre sensibilité. Frictionnez-vous avec le mélange, sans tirer sur la peau, en effectuant des mouvements doux et circulaires. Insistez sur les endroits ou la peau est plus épaisse (talons, coudes, genoux), puis rincez-vous simplement à l'eau. Séchez-vous avec délicatesse et découvrez votre nouvelle peau... de velours !

Trucs de paresseuses

o Si vous avez la chance de disposer d'un radiateur sèche-serviette dans votre salle de bains, enveloppez-vous quelques minutes dans une serviette bien chaude après votre gommage. Choisissez un

grand drap de bain bien moelleux, et profitez de cet instant de douceur.

- N'hésitez pas à vous faire un bon gommage avant votre départ au soleil, vous bronzerez de manière plus uniforme. Et à votre retour également : vous n'enlèverez pas votre bronzage, mais seulement les cellules mortes. Votre épiderme sera stimulé, et c'est le meilleur moyen pour conserver votre joli hâle doré le plus longtemps possible.

Vous l'avez certainement remarqué : la peau n'est pas uniforme. Chaque corps a sa cartographie personnelle, et il y a toujours des zones ou la peau est plus sèche et réclame un supplément d'attention… et d'hydratation ! Tout particulièrement les régions autour des coudes et des genoux qui sont souvent un peu rêches. Pour remédier à cela, voici quelques recettes simplissimes de baumes adoucissants et nourrissants. Votre peau assoiffée vous sera infiniment reconnaissante des quelques minutes que vous allez lui accorder dans votre emploi du temps de paresseuse surbookée.

Les baumes réparateurs

Baume câlin karité

Pour toutes les paresseuses qui rêvent d'orchidées tropicales et de vacances balinaises, voici une recette de baume fondant à la senteur fleurie et sensuelle.

Ingrédients pour un baume

- 2 cuillères à café de beurre de karité
- 1 cuillère à café d'huile d'olive
- 1 goutte d'huile essentielle d'ylang-ylang. On utilise cette huile essentielle avec parcimonie, car le parfum de l'ylang-ylang est puissant et capiteux.
- 2 gouttes d'huile essentielle de bois de rose

La recette pas à pas

- Faites fondre le beurre de karité au bain-marie, dans un récipient résistant à la chaleur. Attention, cela va aller très vite car il y en a très peu !
- Dès que le beurre de karité est fondu, enlevez le récipient du feu et ajoutez l'huile d'olive en remuant doucement.
- Sans cesser de remuer, ajoutez les huiles essentielles goutte à goutte.
- Bien mélangez votre préparation et versez dans un petit contenant stérilisé.
- Laissez refroidir avant d'utiliser (pour accélérer le refroidissement, on peut mettre la préparation au réfrigérateur).

Variante : si vous n'appréciez pas le parfum suave de l'ylang-ylang mêlé au bois de rose, vous pouvez modifier cette recette en remplaçant par deux gouttes d'huile essentielle de palmarosa et trois gouttes d'huile essentielle de lavande. Vous obtiendrez une senteur fraîche et herbacée.

Baume coco choco

Certaines paresseuses ont une peau très sensible et très réactive. Voici à leur attention une recette de baume ultradoux ne contenant pas d'huiles essentielles.

Ingrédients

- 2 cuillères à café de beurre de coco
- 1 cuillère à café de beurre de cacao
- 1 cuillère à café d'huile de noisette

Ce baume très adoucissant dégage un délicieux parfum de miel et de cacao, grâce aux arômes naturels de l'huile de noisette et des beurres de coco et de cacao.

L'huile de noisette

On attribuait au noisetier – symbole de sagesse et de justice – de nombreux pouvoirs magiques. Il était utilisé par les druides, et les sourciers se servent de ses branches fourchues pour découvrir les sources cachées. L'huile de noisette est très riche en phospholipides et en vitamine E antioxydante. Fine et pénétrante, elle ne laisse pas de film gras sur la peau. On l'utilise pour ses propriétés adoucissantes et purifiantes.

La recette pas à pas

- Faites fondre le beurre de coco et le beurre de cacao au bain-marie, dans un récipient résistant à la chaleur. Attention, cela va aller très vite car il y en a très peu !
- Dès que les beurres ont fondus, enlevez le récipient du feu et ajoutez l'huile de noisette en remuant doucement.
- Bien mélangez votre préparation et versez dans un petit contenant stérilisé.
- Laissez refroidir avant d'utiliser (pour accélérer le refroidissement, on peut mettre la préparation au réfrigérateur).

Variante : si vous n'avez pas d'huile de noisette à votre disposition, vous pouvez tout à fait réaliser cette recette en utilisant à la place une huile de pépins de raisin ou de tournesol.

Baume aide minceur

Il y a d'autres zones du corps, comme le haut des cuisses ou le ventre, qui ont une fâcheuse tendance à se parer de petites cellules graisseuses au nom charmant de « cellulite ». Mais un bon massage avec un baume approprié aide à lutter efficacement contre cet aspect « peau d'orange », en stimulant la circulation et en assouplissant les tissus.

Ingrédients pour un baume

- 2 cuillères à café de beurre de karité
- 1 cuillère à café de beurre de cacao
- 1 cuillère à café d'huile de sésame
- 3 gouttes d'huile essentielle de citron
- 3 gouttes d'huile essentielle de genièvre
- 1 goutte d'huile essentielle de géranium

LE GENÉVRIER, *JUNIPERUS COMMUNIS*

Considéré par de nombreux peuples comme un arbuste sacré, le genévrier symbolisait la force vitale et la pureté. Ses propriétés antiseptiques étaient connues depuis l'Antiquité, et ses rameaux étaient brûlés pour purifier les lieux. L'huile essentielle de genévrier est issue de la distillation des rameaux et des baies. Elle est appréciée pour ses vertus circulatoires, détoxicantes et antalgiques.

La recette pas à pas

- Faites fondre le beurre de karité et le beurre de cacao au bain-marie, dans un récipient résistant à la chaleur.
- Dès que les beurres ont fondu, enlevez le récipient du feu et ajoutez l'huile d'olive en remuant doucement.
- Sans cesser de remuer, ajoutez les huiles essentielles goutte à goutte.
- Bien mélangez votre préparation et versez dans un petit contenant stérilisé.
- Laissez refroidir avant d'utiliser (pour accélérer le refroidissement, on peut mettre la préparation au réfrigérateur).

Trucs de paresseuse

Un baume est par définition très gras, donc commencez toujours par appliquer une petite quantité de produit et renouvelez l'application si nécessaire.
Massez en effectuant des mouvements circulaires jusqu'à pénétration complète du baume. Les mouvements circulaires permettent de ne pas « froisser » la peau.

- N'oubliez pas vos petits pots de baumes dans votre sac en plein soleil : vous les retrouveriez revenus à l'état liquide au fond du sac… Pas très bon pour votre agenda ou votre passeport !

- L'été, conservez vos baumes au réfrigérateur… Et découvrez le plaisir de laisser fondre une noisette de baume glacé sur une peau brûlante : effet grand frisson…

Quelques conseils de base pour se faire du bien au quotidien

Paresseuse, soit ! Mais en aucun cas mollassonne, alors pour garder un corps ferme et une belle peau, appliquez la stratégie des « 3 B » :

1/ Bougez : chaque fois que c'est possible, préférez la marche à pied au bus ou au métro, ne choisissez pas l'ascenseur mais montez les escaliers, inscrivez-vous à un cours de danse, de gym ou de natation. Une marche rapide est une excellente façon d'oxygéner ses cellules et d'activer la circulation sanguine. Non seulement l'exercice physique est indispensable à une bonne hygiène de vie, mais il tonifie également votre moral ! En effet, il est prouvé qu'en faisant du sport, on libère des endorphines. Ces hormones sont responsables de la sensation de plaisir, alors plus aucune excuse : on enfile jogging et baskets, et hop !

2/ Buvez : votre peau s'hydrate aussi de l'intérieur, alors n'hésitez pas, buvez encore et toujours de l'eau, régulièrement et en petites quantités. Prenez l'habitude d'avoir toujours une petite bouteille dans votre sac (on en trouve de très jolies) et hydratez-vous, même au cinéma ou en plein shopping. Goûtez aussi aux tisanes détoxifiantes ou dépuratives (reine-des-prés, queues de cerises…), et au thé vert riche en antioxydants (bien sûr, sans ajouter de sucre).

3/ Baignez votre corps de paresseuse. Lorsque vous allez nager, l'eau effectue un massage puissant et doux de tout votre corps. La natation est un sport idéal pour retrouver une silhouette harmonieuse. Mais baignez aussi de temps en temps votre corps d'air et de lumière. Cela peut vous paraître surprenant, mais la peau de votre corps a aussi besoin de respirer ! Aussi, lorsque la température est agréable, ouvrez votre fenêtre et étendez-vous quelques instants sur votre lit, nue comme au premier jour (si cela n'affole pas vos voisins), et respirez très tranquillement en imaginant que toutes les cellules de votre peau se gorgent d'air et de lumière. Laissez cette sensation de bien-être vous envahir doucement et vous recharger en énergie positive.

chapitre 3

Comment jouer des pieds et des mains

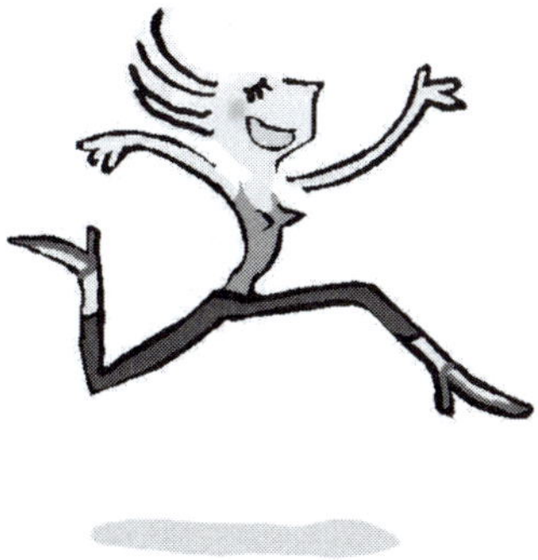

Extrémité, extrémité ? Est-ce que j'ai une gueule d'extrémité ?

Il ne suffit pas d'être paresseuse et de ne rien faire de ses dix doigts pour avoir des mains de princesse, et même si vous préférez vous déplacer en tapis volant, en chaise à porteurs ou à trottinette, cela ne vous fait pas pour autant de mignons pieds de Cendrillon. Alors prenez votre courage à deux mains, ne restez pas les deux pieds dans le même sabot, et mettez-vous au travail. Prenez soin de vos extrémités avec ces recettes faciles à réaliser.

Votre rituel beauté des mains

Vos mains ont besoin d'attention. Elles sont toujours exposées : soleil, froid, produits ménagers sont autant d'agressions quotidiennes pour la peau de vos mains. Si vous oubliez trop souvent de les protéger, elles vont se dessécher, se rider et finiront par afficher votre âge… avec quelques années de plus au compteur ! Mais il n'est jamais trop tard pour se faire du bien : accordez-vous deux petites heures, deux fois par mois (et, bien évidemment, plus souvent et plus longtemps si cela vous chante et vous enchante !) pour réaliser ce rituel beauté des mains. Tout d'abord, commencez par le gommage qui va exfolier les cellules mortes en douceur, puis poursuivez avec le bain nourrissant et relaxant, continuez en vous offrant le luxe d'un masque réparateur et adoucissant et terminez en apothéose avec un massage délicat de vos ongles.

Gommage amandine

Ingrédients pour un gommage

- 1 cuillère à soupe de poudre d'amande
- 1 cuillère à café de sel fin
- 1 cuillère à café d'eau de fleur d'oranger
- 1 cuillère à soupe d'huile de tournesol

DOUCE COMME UNE AMANDE...

L'amande est réputée pour ses propriétés adoucissantes et nourrissantes. La poudre d'amande permet un gommage très doux, qui vous laissera la sensation d'une peau souple et bien hydratée.

La recette pas à pas

- Mettez la poudre d'amande dans un récipient.
- Ajoutez le sel fin.
- Ajoutez l'eau de fleur d'oranger en remuant le mélange.
- Versez l'huile de tournesol.
- Bien mélangez votre préparation qui doit ressembler à une pâte, et utilisez sans attendre.

Variante : les paresseuses fumeuses qui auraient les doigts un peu tachés par la nicotine peuvent remplacer la cuillère à café de fleur d'oranger par une cuillère à café de jus de citron. Attention, si vous avez des petits bobos sur les doigts : ça va piquer !

Mode d'emploi

Appliquez le mélange sur les mains et faites comme si vous vous laviez les mains avec cette pâte, en massant bien chaque doigt et en insistant doucement sur le pourtour des ongles. Faites durer le plaisir au moins… pendant cinq minutes ! Rincez-vous à l'eau et essuyez vos mains, sans frotter.

Bain « doigts de fée »

Ingrédients pour un bain

- ¼ de litre d'eau
- ¼ de litre de lait entier
- 1 cuillère à soupe d'eau de rose
- 3 gouttes d'huile essentielle de bois de rose
- 2 gouttes d'huile essentielle de lavande

La beauté du lait

Le lait est un ingrédient de choix pour les bains. Riche en lipides, glucides, minéraux et oligoéléments, il a des vertus nourrissantes, adoucissantes et protectrices. Rappelez-vous Cléopâtre et sa beauté légendaire : ne la devait-elle pas un peu à ses bains de lait ?

La recette pas à pas

- Faites tiédir le mélange eau et lait et versez dans un récipient assez grand pour y baigner vos mains.
- Ajoutez l'eau de rose.
- Ajoutez les huiles essentielles goutte à goutte.
- Bien mélangez votre préparation avec un petit fouet à main.

Mode d'emploi

Installez-vous confortablement et laissez vos mains baigner dans cette eau lactée et odorante. Son délicieux parfum de rose vous emportera loin des soucis quotidiens. Profitez-en pour vous faire des papouilles en malaxant vos doigts un par un, pétrissez bien la paume de vos mains et terminez en massant vos poignets avec des gestes doux et enveloppants. Tout cela devrait bien vous prendre dix bonnes minutes…

Masque « pattes de velours »

Ingrédients pour un masque

- 1 cuillère à soupe de beurre de karité
- 1 cuillère à café d'huile de jojoba
- 2 gouttes d'huile essentielle de citron
- 2 gouttes d'huile essentielle de lavande
- 1 goutte d'huile essentielle de romarin

L'HUILE DE JOJOBA

Parfois appelée « cire de jojoba », c'est une huile précieuse. Très riche en vitamine E, elle aide à maintenir la souplesse et l'élasticité de la peau en activant le métabolisme de l'élastine et en freinant la déperdition d'eau dans les cellules. Elle est à la fois nourrissante, protectrice et adoucissante.

La recette pas à pas

- Faites fondre le beurre de karité au bain-marie, dans un récipient résistant à la chaleur. Attention, vous avez une petite quantité, cela va aller très vite.
- Dès que le beurre de karité est fondu, enlevez le récipient du feu et ajoutez l'huile de jojoba en remuant doucement.

- Sans cesser de remuer, ajoutez les huiles essentielles goutte à goutte.
- Bien mélangez votre préparation et utilisez-la dès qu'elle est tiède.

Mode d'emploi

Avant de vous installer pour ce soin digne d'un grand institut, attrapez une serviette de bain, découpez un morceau de film plastique alimentaire assez grand pour envelopper vos deux mains et préparez-vous une bouillotte d'eau chaude. Bien calée dans votre siège le plus moelleux, appliquez la préparation encore tiède sur vos mains. Débrouillez-vous pour les empaqueter dans le film plastique et recouvrez d'une serviette éponge. Glisser vos menottes ainsi emballées sous la bouillotte, et décompressez, vous l'avez bien mérité ! Si la tâche vous paraît trop ardue, n'hésitez pas à solliciter l'aide d'une copine bienveillante… à charge de revanche ! Et quand vous en aurez assez de ne pas pouvoir prendre vos appels téléphoniques, zapper avec la télécommande, ou bien vous gratter le bout du nez, déballez le tout. Frictionnez doucement vos mains et essuyez le surplus de produit qui n'aurait pas été absorbé. L'idéal étant de laisser ce masque agir pendant au moins 15 minutes.

Baume pour les ongles

Ingrédients pour un baume

- 1 cuillère à café de beurre de karité
- 1 cuillère à café de beurre de cacao
- 1 cuillère à café d'huile de germes de blé
- 2 gouttes d'huile essentielle de palmarosa
- 2 gouttes d'huile essentielle de citron
- 1 goutte d'huile essentielle de lavande

L'huile de germes de blé

C'est une huile épaisse, extrêmement nourrissante et protectrice, à la belle couleur dorée. Elle est très riche en omega 6, et contient des vitamines E et K. Attention, c'est une huile qui est sensible à l'oxydation, après ouverture conservez-la dans le bas de votre réfrigérateur et achetez-la toujours en petite quantité.

La recette pas à pas

- Faites fondre le beurre de karité et le beurre de cacao au bain-marie, dans un récipient résistant à la chaleur.

- Dès que les beurres ont fondu, enlevez le récipient du feu et ajoutez l'huile de germes de blé en remuant doucement.
- Sans cesser de remuer, ajoutez les huiles essentielles goutte à goutte.
- Bien mélangez votre préparation et versez dans un petit contenant stérilisé.
- Laissez refroidir avant d'utiliser (pour accélérer le refroidissement, on peut mettre la préparation au réfrigérateur).

Mode d'emploi

Prélevez une petite noisette de baume et massez doucement vos ongles en insistant sur le pourtour. L'idéal est d'effectuer ce massage tous les jours, lorsque vous n'avez pas les ongles vernis.

Huile « belles mains »

Et maintenant que vous avez de paresseuses pattes de velours, voici la recette d'une huile de massage pour les entretenir au quotidien.

Ingrédients pour une huile de massage

- 1 cuillère à soupe d'huile de sésame
- 1 cuillère à soupe d'huile de tournesol
- 1 cuillère à soupe d'huile de ricin
- 4 gouttes d'huile essentielle de palmarosa
- 3 gouttes d'huile essentielle de citron
- 3 gouttes d'huile essentielle de géranium

L'huile de ricin

Utilisée depuis l'Antiquité, l'huile de ricin, est issue des graines de la plante *ricinus communis*. Elle contient en quantité de l'acide ricino-léique. Très visqueuse, c'est la plus dense des huiles végétales. Elle a des propriétés régénérantes, cicatrisantes et adoucissantes. Idéale pour le soin des mains, elle fortifie les ongles et est réputée pour favoriser la disparition des taches brunes.

La recette pas à pas

- À l'aide d'un petit entonnoir, versez dans un flacon bien sec et qui aura été préalablement stérilisé les huiles de sésame, macadamia et ricin.
- Ajoutez les huiles essentielles goutte à goutte.
- Rebouchez et agitez votre flacon pour bien mélanger votre préparation.

Mode d'emploi

Massez-vous les mains aussi souvent que vous en aurez envie, avec quelques gouttes de cette huile. Si vous n'êtes pas diplômée de l'académie de massages du royaume de Siam, il vous suffira de frictionner vos deux mains l'une contre l'autre, comme si vous cherchiez à les réchauffer, et ensuite jouez à bien faire pénétrer l'huile restante sur toute la surface de vos mains, doigts, ongles, poignets... Et il n'est pas interdit de remonter jusqu'aux coudes !

Votre rituel beauté des pieds

Et vos pieds, vous arrive-t-il de penser à eux ? Vous allez dire « oui, de temps en temps », ce qui en clair signifie : pas assez souvent. Vos pieds méritent bien mieux qu'une petite pensée affectueuse « de temps en temps ». Ils vous soutiennent, vous promènent, vous font valser. Ils supportent vos excédents de bagages, votre passion des hauts talons, et plus encore… Alors pour tous ces inestimables services rendus, prenez la décision de prendre vos pieds en main ! Allez donc, sans plus attendre, préparer tout le nécessaire pour les dorloter avec amour. Avec ces soins exécutés de main de maître, vous leur offrirez un véritable training beauté, il n'y a rien de tel pour repartir du bon pied.

Gommage cristallin

Ingrédients pour un gommage

- 3 cuillères à soupe de sel fin
- 1 cuillère à soupe de gros sel
- 1 cuillère à soupe d'huile de d'olive
- 1 cuillère à soupe d'huile de tournesol
- 3 gouttes d'huile essentielle de romarin

- 3 gouttes d'huile essentielle de palmarosa
- 2 gouttes d'huile essentielle de lavande

L'HUILE ESSENTIELLE DE PALMAROSA

Elle est connue pour ses propriétés antifongiques et antiseptiques. Elle est utile pour lutter contre les mycoses, cette infection due à de vilains champignons qui prolifèrent tout particulièrement dans les endroits humides.

La recette pas à pas

- Mettez le sel dans un récipient.
- Versez les huiles végétales, bien remuez pour imbiber le sel.
- Ajoutez les huiles essentielles goutte à goutte.
- Bien mélangez votre préparation.

Ce gommage a l'avantage de se conserver très bien, vous pouvez en préparer de quoi remplir un petit bocal et l'utiliser dans les deux mois suivant la préparation.

Mode d'emploi

Dans votre douche, votre baignoire ou dans une bassine assez grande pour vos deux pieds, humidifiez un peu votre peau. Prenez une petite poignée de mélange au sel et frictionnez-vous. Insistez bien sur les talons et sur les endroits ou la peau est plus épaisse. Rincez-vous simplement à l'eau. Veillez à bien vous sécher, en n'oubliant aucun espace entre les orteils, car l'humidité résiduelle favorise l'apparition de mycoses.

Bain pour se donner des ailes aux pieds

Lorsque vos pieds n'en peuvent plus d'avoir trop gambadé, rien de plus efficace pour les délasser que de les baigner dans une eau revigorante et parfumée.

Ingrédients pour un bain

- 2 litres d'eau
- 4 cuillères à soupe de gros sel de mer
- 1 cuillère à soupe d'huile de tournesol
- 4 gouttes d'huile essentielle de menthe poivrée
- 3 gouttes d'huile essentielle de romarin
- 2 gouttes d'huile essentielle de lavande

LA MENTHE POIVRÉE, *MENTHA PIPERITA*

Utilisée depuis l'Antiquité, la menthe fait partie des plantes médicinales les plus courantes, et il en existe plus de 400 variétés. Selon la légende grecque, elle devrait son nom à la nymphe Myntha, transformée en plante délicieusement odorante par le dieu Hadès. L'huile essentielle de menthe poivrée est célèbre pour ses vertus digestives, et elle entre dans la composition de nombreuses liqueurs. Elle pos-

sède également de remarquables propriétés stimulantes et rafraîchissantes. Pour un usage cutané, on ne l'applique jamais directement sur la peau ou dans l'eau du bain, il faut toujours prendre soin de la diluer préalablement dans une huile végétale ou dans un solubilisant spécifique.

La recette pas à pas

- Mettez le sel dans un petit récipient.
- Ajoutez l'huile de tournesol.
- Ajoutez les huiles essentielles goutte à goutte.
- Bien mélangez votre préparation pour que le sel s'imprègne.
- Ajoutez 2 verres d'eau bien chaude en mélangeant pour diluer le tout et dissolvez les cristaux de sel.
- Versez ce mélange dans une bassine suffisamment grande pour y baigner vos pieds et complétez avec 2 litres d'eau à une température qui vous est agréable.

Mode d'emploi

Calez-vous dans un bon fauteuil (accessoire indispensable à toute paresseuse) et immergez vos pieds dans votre plus belle bassine remplie de ce liquide aromatique. Laissez le temps passer... quand vous avez la sensation que vos pieds sont bien rafraîchis et délassés, séchez-vous minutieusement. Il n'est pas utile de rincer vos pieds après ce bain.

Enveloppement Cendrillon

Voilà le nec plus ultra pour vous faire de vrais pieds de princesse de conte de fées : l'enveloppement Cendrillon. Cette préparation est à faire le soir, non pas avant d'aller au bal, mais juste avant d'aller au lit, car vous allez laisser agir cette merveille toute la nuit. Et il ne vous sera pas nécessaire d'avoir des pantoufles de vair, mais une bonne vieille paire de chaussettes en coton, bien douces et pas trop serrées fera parfaitement l'affaire.

Ingrédients pour un enveloppement

- 1 cuillère à soupe de beurre de karité
- 1 cuillère à soupe de beurre de coco
- 1 cuillère à café d'huile de ricin
- 4 gouttes d'huile essentielle de palmarosa
- 3 gouttes d'huile essentielle de lavande
- 1 goutte d'huile essentielle de menthe poivrée

La recette pas à pas

- Faites fondre le beurre de karité et le beurre de coco au bain-marie, dans un récipient résistant à la chaleur. Attention, cela va aller très vite, car il y en a très peu !
- Dès que les beurres ont fondu, enlevez le récipient du feu et ajoutez l'huile de ricin en remuant doucement.
- Sans cesser de remuer, ajoutez les huiles essentielles goutte à goutte.
- Bien mélangez votre préparation et utilisez-la dès qu'elle est tiède.

Mode d'emploi

Appliquez généreusement la préparation encore tiède sur toute la surface de vos pieds et chevilles, massez-vous bien, en insistant gentiment sur les ongles de vos orteils. Enfilez par-dessus vos plus douillettes chaussettes et filez sous la couette. Laissez agir toute la nuit, pour retrouver au matin… des pieds de princesse !

TRUC DE PARESSEUSE

Si vous n'utilisez pas tout le produit que vous venez de préparer, vous pouvez verser le surplus dans un petit contenant stérilisé. Il se

conservera plusieurs semaines. En refroidissant, le liquide va se figer, et vous pourrez l'utiliser comme un baume pour masser vos pieds et vos ongles… tous les soirs.

Fluides « belles gambettes »

Ingrédients pour une huile de massage

- 2 cuillères à soupe d'huile de macadamia
- 2 cuillères à soupe d'huile de tournesol
- 2 cuillères à soupe de gel d'aloe vera
- 8 gouttes d'huile essentielle de palmarosa
- 6 gouttes d'huile essentielle de citron
- 3 gouttes d'huile essentielle de menthe poivrée

L'aloe vera

C'est une plante grasse avec de grandes feuilles lancéolées et coriaces, que l'on coupe pour en récupérer la précieuse pulpe. Ce liquide incolore a de multiples propriétés : il est riche en vitamines, enzymes, oligoéléments et acides aminés. Il contient de nombreux minéraux, comme le calcium et le fer, mais aussi du magnésium, du potassium, du cuivre… Très hydratant, nourrissant, apaisant, réparateur, cicatrisant, c'est l'indispensable ami de votre peau.

La recette pas à pas

- À l'aide d'un petit entonnoir, versez dans un flacon bien sec, et qui aura été préalablement stérilisé, les huiles de macadamia et de tournesol.
- Ajoutez le gel d'aloe vera.
- Ajoutez les huiles essentielles goutte à goutte.
- Rebouchez et agitez votre flacon pour bien mélanger votre préparation.

Mode d'emploi

Agitez bien votre flacon avant d'utiliser ce fluide, car les huiles végétales et le gel d'aloe vera ne se mélangent pas. Puis massez-vous les jambes avec cette préparation, en allant du bas vers le haut. Pétrissez bien vos mollets et vos cuisses. Effectuez des mouvements circulaires et enveloppants autour de vos chevilles et de vos genoux.

Trucs de paresseuses

Lorsque vous vous exposez au soleil, n'oubliez pas d'appliquer de la crème solaire sur les mains et sur les dessus de pieds aussi. À ces endroits, la peau est fine et brûle facilement.
Pour bien sécher l'humidité entre vos orteils, n'hésitez pas... à utiliser un sèche-cheveux. Cette petite astuce est très appréciable si vous avez tendance à attraper facilement des mycoses !

Conseils pour entretenir vos mains et vos pieds

Pitié pour vos ongles !

- Oubliez de temps en temps votre vernis pour les laisser respirer.
- Appliquez toujours une base protectrice avant de poser votre vernis.

Pitié pour vos mains !

- Mettez des gants pour faire la vaisselle et le ménage.
- Massez-les avec votre huile « belles mains » ou avec une bonne crème hydratante tous les jours, et tout particulièrement en hiver, car les mains sont très sensibles au froid.

Pitié pour vos pieds !

- Déchaussez-vous le plus souvent possible, marchez pieds nus chez vous, dans la rosée, dans le sable, dans les vagues. Toutes les occasions sont bonnes pour leur laisser prendre l'air.
- Ne portez pas plus de deux jours d'affilé la même paire de chaussure, car ce sont les pressions et les frottements répétés aux mêmes endroits qui vont provoquer la corne et l'apparition de cors.

chapitre 4

Comment détendre ses nerfs en pelote

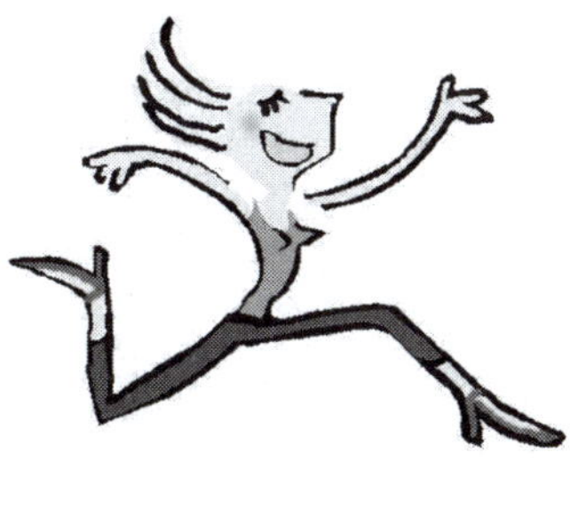

Relax, *take it eaaasy !*

C'est un vrai challenge d'être paresseuse dans un monde où tout doit aller de plus en plus vite. Quelle paresseuse n'a pas entendu depuis sa tendre enfance des milliers de fois : « Allez, dépêche-toi ! Tu vas encore être en retard ». Quelle paresseuse n'a pas connu les vociférations et les coups de klaxons rageurs des automobilistes impatients ? Et les regards courroucés au supermarché quand vous prenez le temps d'échanger quelques mots avec la caissière ? Si tous ces petits stress insidieux finissent par avoir raison de votre belle humeur de paresseuse, ne vous découragez pas : il existe, heureusement, des plantes bienfaisantes qui se feront un plaisir de détendre vos nerfs à vif.

Recettes pour des bains relaxants

Le bain est un moment privilégié pour lâcher prise et oublier les soucis quotidiens. Immergés dans une eau légèrement plus chaude que la température du corps, les muscles se relâchent, les tensions se dénouent, l'esprit s'apaise.

Tout d'abord, créez dans votre salle de bains une ambiance propice à la relaxation. Inspirez-vous du thème de votre bain : allumez quelques bougies, mettez une musique douce, disposez un bouquet, des coquillages, des fruits exotiques, un éventail… Laissez libre cours à votre imagination pour que ce décor éphémère vous invite au voyage.

Préparez votre peignoir et vos serviettes les plus moelleuses. Si vous avez la chance de disposer d'un radiateur sèche-serviettes, mettez-les à chauffer. S'envelopper d'une serviette douce et bien chaude au sortir du bain est un pur moment de délice…

N'oubliez pas de débrancher votre téléphone pour ne pas être dérangée.

La durée recommandée pour un bain est de 20 à 25 minutes.

Les bains relaxants se prennent plutôt le soir, ils provoquent une détente profonde et préparent le corps au sommeil.

Bain « escapade balinaise »

L'huile essentielle d'ylang-ylang dont le nom, en Indonésie, signifie « fleur des fleurs », fait merveille pour effacer les tensions dues au stress. L'huile essentielle de géranium est également reconnue pour ses propriétés anxiolytiques. Il ne vous reste plus qu'à plonger dans ce bain d'un blanc nacré, au parfum de sérénité.

Ingrédients pour un bain

- 1 litre de lait de soja
- 2 cuillères à soupe d'eau de rose
- 1 cuillère à café d'huile de pépins de raisin
- 3 gouttes d'huile essentielle de géranium
- 2 gouttes d'huile essentielle d'ylang-ylang

Le lait de soja

Le lait de soja est un lait végétal, obtenu à partir de graines de soja et d'eau. Il est riche en protéines végétales et contient des flavonoïdes aux propriétés antioxydantes. Il donnera à votre bain une belle couleur lactée et vous laissera la peau très douce.

La recette pas à pas

- Mettez l'huile de pépins de raisin dans un récipient.
- Ajoutez les huiles essentielles goutte à goutte en remuant.
- Ajoutez l'eau de rose.
- Ajoutez le lait de soja.
- Bien mélangez votre préparation avec un petit fouet à main pour qu'elle devienne légèrement mousseuse.

Mode d'emploi

Faites couler l'eau du bain et versez le contenu de votre récipient directement sous le robinet mélangeur. La pression de l'eau va finir de bien émulsionner votre préparation. Quand votre bain est prêt, pour une ultime touche de raffinement : dispersez à la surface de cette eau lactée quelques pétales de rose.

Bain Mille et une nuits

Comme une promenade parmi les orangers en fleurs… Tous les délices de l'Orient exhalent leurs parfums dans ce bain merveilleusement apaisant.

Ingrédients pour un bain

- 1 litre de lait d'amande
- 3 cuillères à soupe d'eau de fleur d'oranger
- 1 cuillère à soupe de miel liquide
- 3 gouttes d'huile essentielle d'orange douce
- 3 gouttes d'huile essentielle de bois de rose
- 2 gouttes d'huile essentielle de mandarine

Le lait d'amande

C'est un lait végétal obtenu à partir de poudre d'amande et d'eau. Riche en protéines végétales et en acide oléique, il est très nourrissant et adoucissant.

La recette pas à pas

- Mettez le miel dans un récipient.
- Ajoutez les huiles essentielles goutte à goutte en remuant.
- Ajoutez l'eau de fleur d'oranger.
- Ajoutez le lait d'amande.
- Bien mélangez votre préparation avec un petit fouet à main.

Mode d'emploi

Faites couler l'eau du bain et versez le contenu de votre récipient directement sous le robinet mélangeur. La pression de l'eau va finir de bien émulsionner votre préparation.

Pour accompagner votre bain et pour vous relaxer encore plus profondément, préparez-vous un café blanc. Je vous rassure : aucune trace de caféine dans ce breuvage mystérieux. Il s'agit d'une infusion de fleur d'oranger que l'on boit traditionnellement après le repas, au Liban, pour faciliter la digestion et pour apaiser l'esprit. Dans une tasse d'eau bien chaude, ajoutez une petite cuillère à café d'eau de fleur d'oranger, sucrez avec un peu de miel si nécessaire... Et sirotez ce nectar à petites gorgées en vous délassant dans votre bain de Shéhérazade.

Bain « voyage à Kyoto »

Au pays du soleil levant, le bain est un véritable rituel ancestral, qui vise à purifier le corps et l'esprit. Traditionnellement, on prend son bain très chaud, immergé jusqu'au cou dans une profonde baignoire en bois de cyprès.

Ingrédients pour un bain

- 1 litre d'infusion de thé vert
- 500 g de sel fin
- 2 cuillères à café d'huile de pépins de raisin
- 3 gouttes d'huile essentielle de palmarosa
- 2 gouttes d'huile essentielle de vétiver
- 1 goutte d'huile essentielle de cèdre

Le thé vert

C'est un thé non fermenté. Riche en polyphénols, c'est un excellent antioxydant. Il contient aussi un acide aminé, la théanine, reconnu pour son effet relaxant. En cosmétique, on l'utilise pour ses qualités raffermissantes, apaisantes et anti-âge.

Pour cette recette, utilisez de préférence un thé vert japonais, de type « matcha ». C'est un thé en poudre qui a été très finement broyé. D'un beau vert émeraude, c'est lui que l'on utilise pour la cérémonie du thé.

LE VÉTIVER *VETIVERIA ZIZANOIDES*

Originaire de l'Inde, le vétiver est une herbe parfumée. Ses très longues racines fibreuses (elles font parfois plus de 2 mètres) servent traditionnellement à réaliser des tissages odorants. L'huile essentielle de vétiver, au parfum riche, chaud et terreux, est très utilisée en parfumerie. Elle est également précieuse pour ses vertus apaisantes et régénérantes.

La recette pas à pas

- Préparez l'infusion de thé matcha. Il ne s'agit pas de préparer la cérémonie du thé : mettez simplement 2 cuillères à café de poudre de thé pour un litre d'eau très chaude, et fouettez le mélange pendant quelques minutes avec un petit fouet à main.
- Mettez le sel dans un récipient.
- Ajoutez l'huile de pépins de raisin.
- Ajoutez les huiles essentielles goutte à goutte en remuant pour bien imbiber le sel.

- Versez l'infusion au thé sur votre mélange et fouettez à nouveau la préparation.

Mode d'emploi

Faites couler l'eau du bain et versez le contenu de votre récipient directement sous le robinet mélangeur. La pression de l'eau va finir de bien émulsionner votre préparation. Glissez-vous dans cette eau d'un vert délicat et laissez votre esprit partir en voyage.

Recettes d'huiles de massages bienfaisantes

Si le bain est souverain pour relâcher les tensions, les massages sont très efficaces pour aider à retrouver la sérénité et le flegme qui sied à toute paresseuse. Et si vous êtes définitivement trop paresseuse pour envisager de vous masser, je suis sûre que vous allez développer des trésors de persuasion… pour convaincre votre entourage d'appliquer à pleines mains ces recettes sur votre corps consentant.

Huile « réveille-matin »

Voici la formule d'une huile qui vous sera d'une aide précieuse pour démarrer la journée en pleine forme. Véritable cocktail d'huiles essentielles stimulantes, son parfum frais et acidulé va faire vibrer vos neurones, bien plus agréablement que le radio-réveil ! À tester les matins chagrins où vous n'avez pas envie de soulever ne serait-ce qu'une paupière, et où mettre un orteil hors de la couette vous semble un objectif inaccessible…

Ingrédients pour un flacon de 100 ml

- 50 ml d'huile de pépins de raisin
- 50 ml d'huile de macadamia

- 8 gouttes d'huile essentielle de citron
- 4 gouttes d'huile essentielle de romarin
- 4 gouttes d'huile essentielle de gingembre
- 2 gouttes d'huile essentielle de marjolaine à coquilles
- 2 gouttes d'huile essentielle de menthe poivrée

LA MARJOLAINE À COQUILLES *ORIGANUM MAJORANA*

Également appelée « marjolaine des jardins », elle était cultivée depuis le Moyen Âge au sein des monastères, pour ses remarquables propriétés. Elle est très appréciée pour ses vertus réchauffantes, apaisantes, anti-asthéniques, rééquilibrantes générales et nerveuses.

La recette pas à pas

- À l'aide d'un petit entonnoir, versez les huiles de pépins de raisin et de macadamia dans votre flacon.
- Ajoutez les huiles essentielles goutte à goutte.
- Bouchez le flacon et agitez-le pour bien mélanger la préparation.

Mode d'emploi

À faire au sortir de votre douche matinale. Passez une petite éponge (une éponge ordinaire peut tout à fait convenir) sous de l'eau chaude. Essorez bien votre éponge et versez dessus une petite quantité de votre huile « réveille-matin ». Frictionnez tout votre corps avec l'éponge sur la peau encore humide. Cela ne prend que quelques minutes, et vous vous sentirez instantanément revigorée, fraîche et tonique, prête à attaquer une vraie journée de paresseuse. Cette façon de procéder a aussi l'avantage de ne pas laisser de gras sur la peau (juste la peau douce…), ce qui vous permet de vous habiller illico !

Huile bonne humeur

Il y a des moments où la machine à laver et l'ascenseur en panne ont raison de votre « coolitude » de paresseuse authentique. Votre rythme cardiaque s'accélère, la moutarde vous monte au nez et vous voilà énervée, de très mauvais poil, à prendre avec des pincettes, bref… infréquentable ! Alors, pour retrouver votre sourire angélique, préparez-vous cette huile au parfum absolument divin.

Ingrédients pour un flacon de 50 ml

- 30 ml d'huile de tournesol
- 20 ml d'huile de pépins de raisin
- 6 gouttes d'huile essentielle de mandarine
- 3 gouttes d'huile essentielle de jasmin
- 3 gouttes d'huile essentielle de bois de rose

LE JASMIN, *JASMINUM OFFICINALE*

Originaire de l'Inde, le jasmin se couvre à la floraison d'une multitude de petites fleurs blanches en forme d'étoile. Elles s'ouvrent pendant la nuit, et leur parfum capiteux embaume l'air alentour. L'huile essentielle appelée « absolue de jasmin » est très prisée pour sa fragrance suave, mielleuse et légèrement fruitée. On l'utilise également pour le soin des peaux sèches et pour ses propriétés euphorisantes et relaxantes.

La recette pas à pas

- À l'aide d'un petit entonnoir, versez dans un flacon les huiles de tournesol et de pépins de raisin.
- Ajoutez les huiles essentielles goutte à goutte.
- Rebouchez et agitez votre flacon pour bien mélanger votre préparation.

Mode d'emploi

Versez quelques gouttes d'huile « bonne humeur » dans la paume de vos mains et frictionnez-les vigoureusement l'une contre l'autre. Inspirez doucement et profondément la délicieuse odeur qui se dégage, en approchant votre visage de vos mains. Fermez les yeux et laissez-vous envahir par ce parfum enivrant. Imaginez que tout votre corps se décrispe et visualisez un moment heureux de votre existence.

À utiliser aussi souvent que vous le désirez… Ce petit flacon peut devenir votre fidèle allié bien-être. Et pour une relaxation minute, massez votre cou, en pétrissant bien vos trapèzes. Ces grands muscles qui englobent la nuque et les épaules sont souvent le siège de tensions. Vous serez immédiatement plus détendue… et exquisément parfumée !

Huile « douce nuit »

Si les nuits de pleine lune, vous vous métamorphosez en bergère et comptez inlassablement vos moutons, ou s'il vous arrive fréquemment d'attendre le marchand de sable jusqu'au petit matin, usez et abusez de cette huile douce nuit, pour retrouver un vrai sommeil de marmotte.

Ingrédients pour un flacon de 100 ml

- 50 ml d'huile de pépins de raisin
- 50 ml d'huile de macadamia
- 8 gouttes d'huile essentielle de lavande
- 4 gouttes d'huile essentielle de petit grain bigarade
- 4 gouttes d'huile essentielle de bois de rose
- 2 gouttes d'huile essentielle de cèdre
- 2 gouttes d'huile essentielle de géranium

L'ESSENCE DE PETIT GRAIN BIGARADE

CITRUS AURANTIUM VAR. AMARA

Elle provient de la distillation des feuilles et des rameaux du bigaradier. Cet arbuste, originaire d'Asie, est une variété d'oranger amer,

dont les fleurs produisent le précieux néroli. L'huile essentielle de petit grain est très utilisée pour ses vertus calmantes, sédatives, et antispasmodiques. Avec son parfum frais et hespéridé, elle entre dans la composition de nombreuses eaux de Cologne.

La recette pas à pas

- À l'aide d'un petit entonnoir, versez les huiles de pépins de raisin et de macadamia dans votre flacon.
- Ajoutez les huiles essentielles goutte à goutte.
- Bouchez le flacon et agitez-le pour bien mélanger la préparation.

Mode d'emploi

Avant le coucher, prenez une bonne douche, en faisant couler de l'eau chaude (mais pas brûlante !) sur vos trapèzes et sur le long de votre colonne vertébrale. Cela va immédiatement relaxer et détendre vos muscles. Puis versez une petite quantité d'huile « douce nuit » dans la paume de vos mains et frictionnez doucement votre peau encore humide. Filez sous la couette et laissez-vous bercer par les senteurs réconfortantes et apaisantes qui vous enveloppent.

Recettes de baumes apaisants

Baume « la vie en rose »

Pour se protéger des petits stress quotidiens, une paresseuse devrait toujours avoir à portée de main ce baume capable d'embaumer les humeurs chagrines.

Ingrédients pour un baume

- 1 cuillère à café de beurre de karité
- 1 cuillère à café de beurre de coco
- 1 cuillère à café d'huile de tournesol
- 2 gouttes d'huile essentielle de rose
- 1 goutte d'huile essentielle de bois de rose
- 1 goutte d'huile essentielle de géranium

Petit plaisir

La synergie de ces trois huiles essentielles « roses » va développer un parfum véritablement extraordinaire. Leurs vertus relaxantes et rééquilibrantes procurent une sensation de bien-être et d'apaisement.

La recette pas à pas

- Faites fondre le beurre de karité et le beurre de cacao au bain-marie, dans un récipient résistant à la chaleur.
- Dès que les beurres ont fondu, enlevez le récipient du feu et ajoutez l'huile de sésame en remuant doucement.
- Sans cesser de remuer, ajoutez les huiles essentielles goutte à goutte.
- Bien mélangez votre préparation et versez dans un petit contenant stérilisé.
- Laissez refroidir avant d'utiliser (pour accélérer le refroidissement, on peut mettre la préparation au réfrigérateur).

Mode d'emploi

Prélevez une petite noisette de baume et massez très délicatement, en mouvements circulaires, votre plexus solaire et votre nuque. Inspirez et expirez doucement et profondément trois ou quatre fois. Laissez-vous envahir par la sensation apaisante d'une promenade au cœur d'une roseraie... Renouvelez l'expérience chaque fois qu'un petit coup de blues vous rattrape.

Baume antistress

Si votre estomac joue à faire des scoubidous et réagit en se nouant à la moindre contrariété, ce baume est fait pour vous. Composé avec des huiles essentielles aux vertus apaisantes et antispasmodiques, il vous aidera vaillamment à dénouer vos petites pelotes de nerfs !

Ingrédients pour un baume

- 1 cuillère à café de beurre de karité
- 1 cuillère à café de beurre de cacao
- 1 cuillère à café d'huile de sésame
- 2 gouttes d'huile essentielle de basilic tropical
- 1 goutte d'huile essentielle de lavande
- 1 goutte d'huile essentielle de marjolaine
- 1 goutte d'huile essentielle de menthe

Le basilic tropical *Ocimum basilicum*

Considéré comme une plante sacrée en Inde, le basilic s'est implanté depuis plusieurs milliers d'années dans tout le bassin méditerranéen. Il était tenu en haute estime dans l'Antiquité, et son nom en grec ancien signifie « herbe royale ». Il existe au moins 150 variétés de basilic, et ses

feuilles, très aromatiques, servent à confectionner le fameux pistou provençal. Obtenue par distillation des fleurs et des feuilles à la vapeur d'eau, l'huile essentielle de basilic tropical a un parfum anisé et légèrement épicé. Elle est réputée pour ses propriétés apaisantes, anti-spasmodiques et digestives.

La recette pas à pas

- Faites fondre le beurre de karité et le beurre de cacao au bain-marie, dans un récipient résistant à la chaleur.
- Dès que les beurres ont fondu, enlevez le récipient du feu et ajoutez l'huile de sésame en remuant doucement.
- Sans cesser de remuer, ajoutez les huiles essentielles goutte à goutte.
- Bien mélangez votre préparation et versez dans un petit contenant stérilisé.
- Laissez refroidir avant d'utiliser (pour accélérer le refroidissement, on peut mettre la préparation au réfrigérateur).

Mode d'emploi

Prélevez une petite noisette de baume et massez doucement votre ventre. Procédez gentiment et avec bienveillance, il est déjà suffisamment stressé ! Servez-vous de la paume de vos mains posées bien à plat. Effectuez des mouvements doux et circulaires, dans le sens des aiguilles d'une montre. Accordez-vous le temps de terminer votre massage relaxant en appliquant une bouillotte chaude enveloppée d'un linge ; la chaleur va optimiser l'effet des huiles essentielles et va vous procurer une détente profonde.

Keep cool ! Quelques conseils de relaxation

- Pensez à respirer ! Souvent quelques bonnes respirations profondes suffisent à évacuer le stress et permettent de se recentrer. Il existe de nombreuses techniques de respiration que l'on peut pratiquer facilement et à tout moment.
- Pratiquez la pensée positive : chaque jour accordez-vous une petite pose de cinq minutes, allez chercher dans votre mémoire un moment particulièrement heureux et joyeux de votre existence, et laissez-vous gagner par l'état de bien-être et de bonheur que vous avez connu alors. C'est une façon simple et absolument sans danger de stimuler ses endorphines, ces précieuses hormones relaxantes.
- Testez un cours de yoga, tai-chi ou qi gong. Ces disciplines ancestrales visent à assouplir le corps et à apaiser l'esprit : un programme idéal pour toute paresseuse stressée.
- Consommez des oméga-3. Ces acides gras ont un impact positif sur le moral, en stimulant la sérotonine, neurotransmetteur de la bonne humeur ! On les trouve dans les noix, l'huile de colza et les poissons gras comme le maquereau, les harengs ou encore les sardines.

- Riez le plus possible. En riant, vous libérez des endorphines et faites bouger puissamment votre diaphragme, ce qui vous aide à évacuer stress et tristesse. Et, si vous bidonner toute seule vous paraît difficile, il existe de nombreux clubs de rire, de rigologie ou même de yoga du rire… de quoi se marrer !

- Si vous avez des difficultés d'endormissement, ne consommez pas d'excitants (café, thé ou soda) après 17 h. Ils contiennent de la caféine qui excite le système nerveux.

- Mettez-vous aux tisanes : tilleul et fleur d'oranger pour leurs vertus apaisantes, mais aussi l'aubépine, bénéfique pour le cœur, verveine et mélisse pour la digestion, valériane et passiflore pour dormir comme un ange…

- Pour combattre le stress et les tensions, appliquez le protocole CALM.

  C comme chaleur. Bains et douches chaudes, bouillottes, plaids en laine moelleuse : la chaleur à un effet décontractant et rassurant. Bien au chaud, le corps se détend.

  A comme air. Ouvrez vos fenêtres ! Été comme hiver, aérez au moins 5 minutes votre lieu de vie et respirez profondément : vous allez oxygéner vos cellules et apaiser votre esprit.

L comme lenteur. Quand tout s'emballe, levez le pied, faites des miniposes de 5 à 10 minutes plusieurs fois par jour juste pour ne rien faire : regardez les passants, baillez aux corneilles (très efficace pour se détendre, le bâillement), admirez les nuages ou le vol des papillons. Prendre un temps de recul vous permettra d'avoir l'esprit plus clair et plus serein.

M comme musique. L'effet relaxant de la musique n'est plus à démontrer : peu importe que vous aimiez l'opéra ou les chansons d'amour !

chapitre 5

Comment ne plus faire grise mine

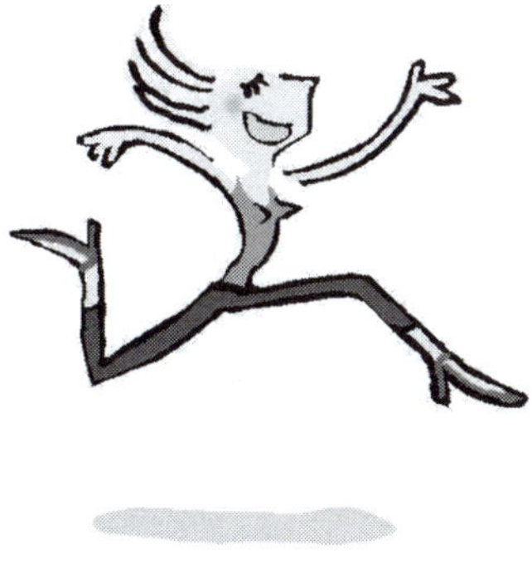

Comment devenir la meilleure amie de sa peau, en respectant sa nature

La peau de votre visage est exposée en permanence, et, pour conserver son plus bel aspect, elle a besoin de vos soins attentionnés. Cela ne signifie pas que vous allez devoir passer des heures à vous tartiner le minois de mixtures aussi complexes à réaliser qu'une recette de chef multi-étoilé… Non, vous allez vous peaufiner une mine superbe, un teint frais et lumineux, avec une pincée de minutes, un zeste de patience et quelques grains de bon sens.

Bien dans sa peau, bien dans son corps

Votre peau est un chef-d'œuvre de la nature. C'est votre écran protecteur : elle filtre les rayons ultraviolets nocifs, elle régule la température de votre corps, elle produit des substances chimiques complexes, comme certaines hormones ou certains anti-corps… Et vous avez déjà dû le remarquer : elle a une époustouflante capacité de cicatrisation et de régénération. Alors n'oubliez pas que vous pouvez compter sur elle et qu'il n'est jamais trop tard pour bien faire. Si vous la bichonnez avec des produits naturels confectionnés avec amour… vous la verrez s'adoucir, s'assouplir et rosir de bonheur !

Votre rituel beauté du visage

Le matin

Appliquez une lotion, puis un sérum avant d'utiliser votre crème de jour habituelle.

Le soir

Démaquillez-vous soigneusement, puis appliquez une lotion, suivie d'un sérum et, si vous en ressentez le besoin, terminez par une fine couche de votre crème de nuit favorite.

Une fois par semaine

Faites un gommage ou un masque, ou bien les deux, si cela vous tente.

Cela peut vous sembler un peu rébarbatif, mais, au final, ces petits gestes quotidiens ne vous prendront que quelques instants, et votre peau va adorer se gorger de ces délicieux produits que vous lui aurez mitonné avec passion !

Huile démaquillante

Ingrédients pour un flacon de 100 ml

- 50 ml d'huile de tournesol
- 25 ml d'huile de pépins de raisin
- 25 ml d'huile de sésame
- 8 gouttes d'huile essentielle de lavande
- 8 gouttes d'huile essentielle de bois de rose
- 2 gouttes d'huile essentielle de géranium

La recette pas à pas

- Versez les huiles végétales de tournesol, pépins de raisin et sésame dans un flacon propre et bien sec (il ne doit rester aucune trace d'humidité dans votre récipient, sous peine de voir se développer de belles moisissures !).
- Ajoutez les huiles essentielles goutte à goutte.
- Agitez le flacon pour mélanger votre préparation.

NOTA BENE

Si vous n'exposez pas votre flacon en plein soleil et que vous preniez la peine de bien le reboucher après usage, votre huile démaquillante se conservera au moins deux mois.

Variante : pour les peaux à tendance grasse, avec petits boutons, points noirs et autres désagréments, on peut remplacer le mélange d'huiles essentielles par la formule ci-dessous :

- 5 gouttes d'huile essentielle de tea tree
- 5 gouttes d'huile essentielle de palmarosa
- 5 gouttes d'huile essentielle de citron
- 3 gouttes d'huile essentielle de lavande

LE TEA TREE, *MELALEUCA ALTERNIFOLIA*

C'est une plante buissonneuse, originaire d'Australie. Le capitaine Cook lui a donné ce nom d'arbre à thé, « tea tree » (mais à ne pas confondre avec le théier), car il utilisait ses feuilles en succédané du thé. Elle fait partie de la pharmacopée aborigène depuis des millénaires. L'huile essentielle de tea tree, extraite des feuilles et des branches, est réputée pour ses remarquables propriétés antiseptiques et pour son efficacité contre les infections bactériennes.

Mode d'emploi

Humidifiez un disque de coton avec de l'eau chaude. Essorez-le, et imbibez-le avec un peu d'huile démaquillante. Démaquillez-vous soigneusement en passant le coton sur le visage et le cou. Le mélange eau chaude + huile va créer une émulsion très douce sur votre peau et va enlever au passage toutes les impuretés de la journée. Inutile de rincer, utilisez plutôt une lotion pour parfaire le nettoyage et laisser votre peau fraîche et nette.

Entièrement naturelles, ces lotions sont idéales à appliquer après votre soin démaquillant ou pour rafraîchir votre visage à tout moment de la journée.

Lotion anti-âge « rosée rose »

Ingrédients pour un flacon de 100 ml

- 90 ml d'eau de rose
- 10 ml de gel d'aloe vera
- 3 gouttes d'huile essentielle de bois de rose
- 1 goutte d'huile essentielle de rose

Lotion purifiante « rosée verte »

Ingrédients pour un flacon de 100 ml

- 90 ml d'eau d'hamamélis
- 10 ml de gel d'aloe vera
- 2 gouttes d'huile essentielle de tea tree
- 2 gouttes d'huile essentielle de palmarosa
- 2 gouttes d'huile essentielle de lavande

Lotion apaisante « rosée orangée »

Ingrédients pour un flacon de 100 ml

- 80 ml d'eau de fleur d'oranger
- 20 ml de gel d'aloe vera
- 1 goutte d'huile essentielle de néroli

Le gel d'aloe vera

C'est un formidable allié de votre beauté. Riche en vitamines, minéraux et oligoéléments, il est précieux pour ses qualités réparatrices et hydratantes.

La recette pas à pas

- Versez l'eau florale dans un flacon propre et sec.
- Ajoutez le gel d'aloe vera.
- Versez les huiles essentielles goutte à goutte.
- Rebouchez et agitez le flacon pour bien mélanger votre préparation.

Mode d'emploi

Agitez bien votre flacon avant chaque utilisation. Appliquez votre lotion sur le visage et le cou, avec un disque de coton, en effectuant des effleurages doux.

TRUC DE PARESSEUSE

Pour un effet glacé, conservez ces lotions dans votre réfrigérateur. L'application de la lotion froide va activer la microcirculation et avoir un effet tenseur sur la peau.

Le « sérum » est un produit d'une texture fluide. Aisément absorbé par l'épiderme, il ne laisse pas de sensation de gras, mais une peau souple et douce. Très riche en principes actifs, c'est un soin de beauté incontournable.

Sérum biphasé anti-âge

Ingrédients pour un flacon de 50 ml

- 15 ml d'huile d'argan
- 10 ml d'huile de chanvre
- 20 ml de gel d'aloe vera
- 3 gouttes d'huile essentielle de ciste
- 1 goutte d'huile essentielle de géranium
- 1 goutte d'huile essentielle de rose

Le chanvre

Originaire d'Asie, il est cultivé depuis l'Antiquité, pour ses vertus médicinales et pour ses fibres utilisées pour fabriquer tissus et papiers. L'huile de chanvre est extraite du chènevis, qui est le nom donné à la graine de chanvre. C'est une des huiles les plus riches en acides gras essentiels. De par ses exceptionnelles propriétés nourrissantes, réparatrices, régénérantes et raffermissantes, c'est une huile précieuse pour entretenir la souplesse et l'élasticité de la peau et pour lutter contre le vieillissement cutané.

Sérum biphasé purifiant

La recette suivante est plus particulièrement destinée aux peaux grasses, et recommandée si vous avez des problèmes de petits boutons ou de pores dilatés.

Ingrédients pour un flacon de 50 ml

- 15 ml d'huile de rose musquée
- 10 ml d'huile de macadamia
- 25 ml de gel d'aloe vera
- 5 gouttes d'huile essentielle de palmarosa
- 3 gouttes d'huile essentielle de tea tree
- 2 gouttes d'huile essentielle de ciste
- 2 gouttes d'huile essentielle de lavande

L'huile végétale de rose musquée

Elle est réputée pour ses propriétés réparatrices et cicatrisantes. Riche en vitamine A, et oméga 3, 6 et 9, elle est très utile pour les peaux à problèmes.

La recette pas à pas

- Versez les huiles végétales dans un flacon préalablement stérilisé.
- Ajoutez le gel d'aloe vera.
- Ajoutez les huiles essentielles.
- Bien agitez votre flacon pour mélanger la préparation. Après avoir reposé quelques instants, elle se séparera de nouveau en deux phases, et il sera nécessaire de prendre votre flacon pour un shaker avant chaque utilisation !

Truc de paresseuse

Il est très agréable d'utiliser le sérum en vaporisation. Vous pouvez trouver aisément de petits flacons vaporisateurs (voir « Adresses utiles » en fin de livre).

Mode d'emploi

Secouez énergiquement votre flacon de sérum pour bien mélanger les deux phases et vaporisez, ou appliquez du bout des doigts, un peu de produit sur le visage et le cou parfaitement nettoyés. Massez délicatement, avec des petits mouvements circulaires de la pulpe des doigts jusqu'à pénétration complète du sérum. Il est important de ne pas tirer ou froisser la peau quand vous effectuez ce massage. Procédez par effleurages légers, comme si vous caressiez un pétale de coquelicot, et terminez par un pianotage doux, sans oublier votre cou... Et vous pouvez vous arrêter là, ou bien terminer votre « beauty routine » par l'application d'une fine couche de votre crème préférée, si vous sentez que votre peau réclame un petit supplément d'hydratation.

Gommage ultradoux « teint de lys »

Ce gommage, vraiment très doux, convient à tous les types de peau et peut être effectué une fois par semaine. Débarrassée de ses cellules mortes, votre peau s'oxygène plus et votre teint paraît instantanément plus frais et plus lumineux.

Ingrédients pour un gommage

- 1 cuillère à café de poudre d'amande
- 1 cuillère à café de noix de coco râpée
- 1 cuillère à café de lait d'amande
- 1 bonne pincée de sel fin
- 1 goutte d'huile essentielle de bois de rose

Bon à savoir

Le gommage est un soin indispensable pour garder un joli teint et une peau en pleine forme. Son action abrasive permet d'activer la microcirculation sanguine et stimule les fonctions de l'épiderme. Un autre avantage du gommage est qu'il permet de prolonger votre bronzage. Même si cela ne paraît pas très logique, c'est en exfoliant régulièrement sa peau que l'on garde son précieux hâle doré le plus longtemps possible. Mais gommer ne veut pas dire poncer ou arracher ! Il faut impérativement pratiquer avec douceur pour ne pas

stresser ou léser la peau fine et sensible du visage… Je fais confiance à votre doigté de paresseuse pour agir avec la plus grande délicatesse !

Variante : pour les peaux grasses, remplacez la goutte d'huile essentielle de bois de rose par une goutte d'huile essentielle de lavande.

La recette pas à pas

- Mettez la poudre d'amande et la noix de coco râpée dans un récipient.
- Ajoutez une bonne pincée de sel fin.
- Versez une goutte d'huile essentielle de bois de rose.
- Ajoutez le lait d'amande en remuant le mélange.
- Bien mélangez vos ingrédients et laissez gonfler quelques instants votre préparation, qui doit ressembler à une pâte.

Mode d'emploi

Appliquez le mélange sur le visage et le cou. Massez délicatement avec la pulpe des doigts pour effectuer un gommage doux, sans tirer ni froisser la peau, et insistez un peu plus sur la zone médiane du visage. Rincez abondamment à l'eau tiède et séchez-vous en tamponnant doucement votre visage avec une serviette bien moelleuse. Votre peau est plus douce et plus lisse au toucher. Ainsi débarrassée de ses impuretés, elle est prête à recevoir un masque ou bien quelques gouttes de sérum biphasé.

Masque nourrissant pour peaux sèches et pour peaux matures

Votre rituel beauté ne serait pas complet sans que vous offriez à votre peau (si possible une fois par semaine) un supplément de détente et d'hydratation.

Ingrédients pour un masque

- ¼ d'avocat bien mûr (conservez le noyau, vous allez découvrir une façon inhabituelle de l'utiliser…)
- 1 goutte d'huile essentielle de bois de rose
- 1 goutte d'huile essentielle de patchouli

LE PATCHOULI, *POGOSTEMON CABLIN*

Originaire d'Indonésie, l'huile essentielle de patchouli, grâce à son odeur riche et orientale, était le parfum emblématique de la période hippie. Utilisé dans la pharmacopée asiatique depuis des millénaires, le patchouli a de nombreuses propriétés, mais c'est principalement pour ses vertus antiseptiques et régénérantes cutanées qu'on l'utilise pour les soins de la peau.

La recette pas à pas

- Écrasez finement à la fourchette la pulpe d'avocat.
- Ajoutez les huiles essentielles goutte à goutte.
- Bien mélangez votre préparation, pour que les huiles essentielles imprègnent la pulpe d'avocat.

Le meilleur avocat pour votre peau

L'avocatier est un arbre originaire du Mexique. Son fruit, l'avocat, d'une grande valeur nutritionnelle, est très riche en acides gras. On sait que les Aztèques utilisaient déjà la pulpe d'avocat pour protéger leur peau et leurs cheveux du dessèchement. L'huile d'avocat est à la fois assouplissante, nourrissante et fortifiante. Elle aide à la régénération cellulaire et permet d'entretenir la souplesse et l'élasticité de la peau.

Mode d'emploi

Sur votre visage soigneusement démaquillé, appliquez votre purée d'avocat et laissez agir une bonne dizaine de minutes. Profitez de ce temps pour vous étendre et vous relaxer, et votre masque n'en sera que plus efficace. Puis enlevez le surplus avec un coton, sans insister, et massez doucement votre visage et votre cou avec… le noyau de l'avocat. Effectuez des mouvements de lissage, en faisant glisser le noyau sur votre peau, en allant de l'intérieur vers l'extérieur et du bas vers le haut, sans trop appuyer pour ne pas froisser la peau. Puis utilisez le noyau pour faire des petites pressions répétées sur toute la surface de votre visage.

Masque « coup d'éclat »

Ingrédients pour un masque

- 2 cuillères à café de miel
- 1 goutte d'huile essentielle de ciste
- 1 goutte d'huile essentielle de géranium

LE MIEL

Gorgé de vitamines, de minéraux et d'enzymes, le miel est un excellent actif cosmétique. Un miel à la saveur prononcée, de sapin ou de châtaignier convient très bien à cette recette.

La recette pas à pas

- Dans un récipient propre et sec, mélangez le miel avec les huiles essentielles de ciste et de géranium pendant quelques minutes pour bien lier la préparation et assurer une bonne diffusion des huiles essentielles.

Mode d'emploi

Appliquez généreusement votre préparation sur toute la surface de votre visage préalablement démaquillé. Rincez vos mains avec de l'eau bien chaude et, avec la pulpe de vos doigts ainsi réchauffés, effectuez des petits mouvements de massage doux et circulaires. Le miel va fondre sous vos doigts et votre peau va profiter pleinement des vitamines et des enzymes de cet or liquide et parfumé. Si vos mains refroidissent très vite, repassez-les sous l'eau chaude. Idéalement, le massage doit durer une dizaine de minutes. Le résultat est visible immédiatement, la peau paraît plus ferme et le teint est ravivé.

Masque régénérant

Ingrédients pour un masque

- 1 cuillère à soupe de germes de blé
- 1 cuillère à café d'huile de jojoba
- 1 goutte d'huile essentielle de santal
- 1 goutte d'huile essentielle de rose

LE SANTAL, *SANTALUM ALBUM*

Ce grand arbre originaire de l'Inde a été longtemps surexploité pour son bois odorant, mais son commerce est maintenant réglementé par le gouvernement indien. L'usage du bois de santal en Asie remonte à plus de quatre mille ans. Il a servi à la construction de lieux saints, de meubles et de statues de divinités « parfumées ». Il est aussi un ingrédient de choix en médecine traditionnelle, qu'elle soit ayurvédique, tibétaine ou chinoise. La poudre de santal est brûlée sous forme d'encens dans les temples hindous et bouddhistes. L'huile essentielle de bois de santal est rare et précieuse. On l'utilise en parfumerie pour sa fragrance chaude, ambrée et persistante. C'est une excellente alliée de la peau, grâce à ses vertus décongestionnantes, calmantes et régénératrices cutanées.

La recette pas à pas

- Dans un récipient propre et sec, versez les germes de blé et mélangez avec l'huile de jojoba pour former une pâte.
- Ajoutez les huiles essentielles et mélangez de nouveau.
- Laissez reposer votre préparation pendant dix minutes avant de l'utiliser.

L'HUILE DE JOJOBA

Elle a une composition très proche du sébum humain. Régulatrice, elle convient à tous les types de peaux, et ses propriétés revitalisantes aident l'épiderme à retrouver tonus et élasticité.

Mode d'emploi

Pour appliquer ce soin, vous aurez besoin d'un morceau de gaze fine et aérée (de type compresse pour pansements) suffisamment grand pour vous couvrir le visage. Préparez votre compresse. Si vous êtes un peu claustrophobe, n'hésitez pas à découper un espace pour vos yeux et vos narines (mais non, ce n'est pas compliqué...). Démaquillez-vous soigneusement. Humidifiez bien votre peau avec de l'eau de rose et appliquez immédiatement votre préparation aux germes de blé. Massez délicatement, du bout des doigts, pour émulsionner un peu la pâte, et plaquez votre tissu de gaze sur votre visage, en essayant d'en épouser les formes. Allongez-vous pendant un quart d'heure dans une ambiance calme et relaxante, en imaginant que votre peau se lisse, se repulpe, que votre teint devient frais et lumineux... Et avant de vous endormir complètement, retournez dans votre salle de bains pour retirer votre masque. Rincez-vous avec un peu d'eau tiède et terminez par une application d'eau de rose et de quelques gouttes de sérum.

Masque purifiant

Ingrédients pour un masque

- 1 cuillère à soupe de farine de maïs
- 1 cuillère à café d'eau d'hamamélis
- 1 goutte d'huile essentielle de tea tree
- 1 goutte d'huile essentielle de lavande

La farine de maïs

Moins asséchante que l'argile, la farine de maïs avec ses qualités absorbantes et matifiantes est idéale pour le soin des peaux grasses.

La recette pas à pas

- Dans un récipient propre et sec, versez la farine de maïs et mélangez avec l'eau d'hamamélis pour former une pâte fluide.
- Ajoutez les huiles essentielles et mélangez de nouveau.
- Laissez reposer votre préparation pendant dix minutes avant de l'utiliser.

Mode d'emploi

Appliquez votre préparation sur votre visage soigneusement démaquillé. Massez avec la pulpe des doigts pour faire pénétrer le produit, en insistant sur les zones à problèmes (nez, front, menton...), puis laissez agir une dizaine de minutes. Enlevez le surplus avec un coton imbibé d'eau tiède. Terminez votre soin par une application d'eau d'hamamélis, astringente et tonique, elle stimule la microcirculation et convient parfaitement aux peaux mixtes et grasses.

Tout faire pour garder son teint de jeune fille

- Protégez-vous du soleil, et pas seulement l'été et à la plage ! Pensez à utiliser une crème de jour protectrice… même en hiver.
- Oubliez la cigarette, et votre peau vous dira merci. Non seulement le tabac est dangereux pour votre santé, mais il accroît et accélère le vieillissement de la peau.
- Buvez utile : passez au thé vert, riche en polyphénols, ses propriétés antioxydantes en font un précieux allié anti-âge.
- Prenez soin de votre peau… de l'intérieur : cuisinez avec des huiles végétales biologiques de qualité, mangez des poissons gras riches en oméga 3, consommez du pain et du riz complet riches en vitamine B, des légumes verts, des fruits pour la vitamine C… eh oui ! La beauté est aussi dans le panier du marché !
- Faites profiter votre cou et votre décolleté de tous les soins que vous pouvez apporter à votre visage. La peau du décolleté est très fine et mérite d'être régulièrement hydratée.
- Conservez vos crèmes et vos lotions au réfrigérateur, le froid a un effet tenseur sur la peau et active la microcirculation.

chapitre 6

Comment avoir à la fois l'œil de braise et la bouche gourmande

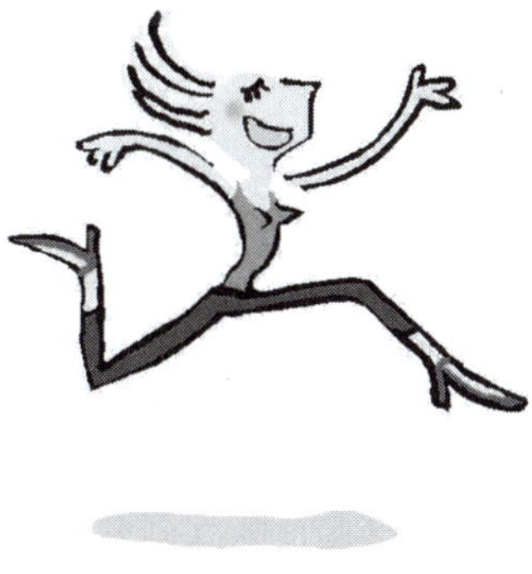

Jouez à l'apprentie sorcière

Paresseuse en tout point, vous connaissez l'étonnant pouvoir d'un battement de cil, d'un frémissement de lèvres… Alors oubliez exceptionnellement votre grand principe de farniente, ne négligez pas votre peine et prenez grand soin de ces atouts majeurs de votre féminité. D'autant plus que les contours de la bouche et des yeux ont une peau fine et fragile. N'attendez pas de voir se creuser sur votre doux visage rides, cernes et autres plis d'amertume… Confectionnez dans votre chaudron magique préféré ces potions de beauté réalisables par toute apprentie sorcière.

Rien que pour vos yeux...

Les recettes pour les soins « contour des yeux » ne comportent pas d'huiles essentielles (cela minimise les risques d'irritation de cette zone très sensible), mais laissent la part belle aux hydrolats beaucoup plus doux pour la peau.

Les hydrolats

Ils sont aussi appelés « eaux florales ». Cette eau que l'on recueille après distillation de la plante à la vapeur d'eau contient une petite quantité d'huile essentielle (moins de 5 %). Douces et aromatiques, ces « eaux de fleurs » sont très bien tolérées, et particulièrement adaptées aux soins des peaux sensibles et réactives.

Lors de l'achat de vos eaux florales, vérifiez leur composition. Un hydrolat de qualité doit être pur, sans additifs (conservateurs, arômes artificiels...). La liste des ingrédients doit uniquement mentionner le nom latin de la plante : par exemple, *centaurea cyanus* pour le bleuet. De nombreux produits vendus sous le nom d'« eau florale » ne sont que des eaux aromatisées (la prochaine fois que vous faites vos courses, regardez bien l'étiquette de l'eau de fleur d'oranger que l'on trouve au rayon alimentaire...). Elles ne contiennent aucun extrait de plante et n'ont donc aucune vertu cosmétique !

Sans conservateurs, les véritables hydrolats sont des produits sensibles. Stockez-les au réfrigérateur et utilisez-les dans les 3 mois après ouverture.

Huile démaquillante douceur

Ingrédients pour un flacon de 50 ml

- 20 ml d'huile de macadamia
- 5 ml d'huile de ricin
- 5 ml de gel d'aloe vera
- 20 ml d'hydrolat de bleuet

L'huile de macadamia

Originaire d'Australie, le macadamia est un grand arbre qui peut atteindre vingt mètres de haut. On récolte les noix de macadamia une fois par an, lorsqu'elles sont tombées sur le sol, et on en extrait une huile très fine, fluide et pénétrante. Sa composition en acides gras essentiels est très similaire à celle du sébum humain. Nourrissante et apaisante, elle active également la microcirculation sanguine et lymphatique.

La recette pas à pas

- Versez les huiles végétales de macadamia et de ricin, dans un flacon que vous aurez préalablement stérilisé.
- Ajoutez le gel d'aloe vera et l'hydrolat de bleuet.
- Agitez le flacon avant chaque utilisation pour mélanger votre préparation.

Truc de paresseuse

Cette huile démaquillante est aussi un soin de beauté : l'huile de ricin est réputée pour fortifier cils et sourcils, le gel d'aloe vera hydrate et apaise, l'hydrolat de bleuet possède des vertus décongestionnantes.

Mode d'emploi

Humidifiez un disque de coton avec de l'eau chaude. Essorez-le et imbibez-le avec un peu d'huile démaquillante. Lissez délicatement vos paupières pour dissoudre le maquillage. Recommencez plusieurs fois si nécessaire, en pratiquant toujours avec la plus grande douceur pour ne pas froisser cette zone fragile du contour de l'œil.

Sérum biphasé contour des yeux

La texture très fluide du sérum convient parfaitement au contour de l'œil. Riche en principes actifs, vite absorbé par l'épiderme, il apporte instantanément une agréable sensation de confort.

Ingrédients pour un flacon de 20 ml

- 5 ml d'huile d'onagre
- 15 ml de gel d'aloe vera

L'onagre

Également appelée « primevère du soir », l'onagre est une plante aux fleurs jaune pâle. Originaire d'Amérique du Nord, les Indiens l'utilisaient pour ses vertus médicinales et se servaient de ses racines comme nourriture. On extrait des graines de l'onagre une huile précieuse, très riche en acides gras essentiels, oméga 6 et vitamine E. Ses propriétés régénérantes et protectrices permettent de retarder le processus et l'apparition des signes de vieillissement cutané.

La recette pas à pas

- Versez l'huile d'onagre dans un flacon préalablement stérilisé.
- Ajoutez le gel d'aloe vera.
- Bien agitez votre flacon pour mélanger la préparation.

Mode d'emploi

Secouez énergiquement votre flacon de sérum pour bien mélanger les deux phases et versez quelques gouttes de produit sur le bout de vos doigts. Appliquez votre préparation en tapotant délicatement le pourtour de l'œil. Faites pénétrer le sérum en effectuant de légers mouvements de lissage. Procédez toujours en partant du coin interne de l'œil pour aller jusqu'à la tempe. Il est important de ne pas tirer ou froisser la peau quand vous effectuez ce massage.

De texture plus légère que les masques classiques, les compresses sont très efficaces pour les soins du contour des yeux.

Pour les yeux rougis ou irrités

Compresse apaisante

Ingrédients pour deux compresses

- 1 cuillère à café de lait entier
- 1 cuillère à café de lait d'amande
- 1 cuillère à café d'eau de rose

LE LAIT, PAS SEULEMENT AU PETIT-DÉJ' !

L'usage du lait est un des plus ancien rituel de beauté. Riche en lipides, minéraux et oligoéléments, il est nourrissant et adoucissant. Pour profiter pleinement de ses propriétés, choisissez un lait entier issu de l'agriculture biologique.

La recette pas à pas

- Versez dans une petite tasse le lait entier et le lait d'amande.
- Ajoutez la cuillère à café d'eau de rose.

- Bien mélangez votre préparation et laissez reposer quelques minutes avant utilisation.

Mode d'emploi

Imbibez, selon votre préférence, deux disques de coton ou deux compresses de gaze fine avec votre préparation. Appliquez-les délicatement sur vos yeux fermés et laissez agir une dizaine de minutes. Profitez de ce temps pour vous étendre et vous relaxer. Retirez les compresses et, si tout le liquide n'a pas été absorbé, enlevez l'excédent en tamponnant légèrement la peau avec un coton propre et sec.

Compresse antipoches

Ingrédients pour deux compresses

- 1 cuillère à soupe de concombre râpé
- 1 cuillère à café d'hydrolat d'hamamélis
- 1 cuillère à café de gel d'aloe vera

CONCOMBRE, QUI ES-TU ?

Déjà connu des Grecs et des Égyptiens, ce légume que l'on utilise depuis plus de quatre mille ans est très riche en eau. C'est une excellente source de vitamine C et de potassium. On l'utilise en cosmétique pour ses propriétés cicatrisantes, adoucissantes, astringentes et purifiantes. Pour un soin 100 % naturel, utilisez un concombre issu de l'agriculture biologique.

La recette pas à pas

- Râpez finement un peu de concombre, pour obtenir l'équivalent d'une cuillère à soupe de pulpe râpée.
- Mettez la pulpe de concombre dans un petit bol, ajoutez une cuillère à café d'eau d'hamamélis, puis le gel d'aloe vera.
- Mélangez votre préparation en pressant sur la pulpe de concombre pour en exprimer le jus.

- Placez votre préparation au congélateur une dizaine de minutes avant utilisation.

Mode d'emploi

Découpez deux cercles de 6 à 7 centimètres de diamètre dans de la gaze fine. Déposez une noix de pulpe de concombre au centre de chaque cercle et repliez en deux pour former comme un petit « chausson au concombre ». Appliquez votre compresse fraîche en dessous de l'œil, là où se forment les poches. Laissez agir 10 à 15 minutes en vous relaxant. Pour terminer le soin, faites pénétrer une goutte de sérum biphasé avec de légers pianotements du bout des doigts.

Compresse anticernes

Ingrédients pour deux compresses

- 1 cuillère à soupe d'infusion de thé vert
- 1 cuillère à café d'hydrolat de camomille
- 1 cuillère à café de gel d'aloe vera

La camomille

Il existe différentes sortes de camomille : la camomille allemande, la camomille du Maroc, la camomille sauvage... Mais pour cette recette, employez de préférence de l'hydrolat de camomille romaine. Sa dénomination latine est *chamaemelum nobile*, ou *anthemis nobilis*. Cette petite plante aux fleurs blanches en forme de pompons produit une huile essentielle rare et précieuse. L'hydrolat de camomille est connu pour régénérer et apaiser l'épiderme ; on l'utilise également pour soulager les irritations oculaires.

La recette pas à pas

- Préparez une infusion de thé vert et laissez-la refroidir.
- Prélevez une cuillerée à soupe de thé vert froid, ajoutez l'hydrolat de camomille romaine et le gel d'aloe vera.

- Mélangez votre préparation et placez-la au congélateur une dizaine de minutes avant utilisation.

Mode d'emploi

Imbibez deux disques de coton (si possible assez épais, sinon utilisez deux disques superposés) avec votre préparation. Appliquez vos compresses sur vos yeux fermés. Laissez agir dix à quinze minutes en vous relaxant.

Bon à savoir

L'utilisation de compresses froides active la microcirculation et a un effet décongestionnant et tenseur sur la peau.

Quelques conseils en plus pour un regard malicieux

Si vous passez de longues heures devant l'écran de votre ordinateur, il existe des petits exercices très simples pour combattre la fatigue oculaire :

- Toutes les deux heures, faites une pose pour ménager la clarté de votre regard : clignez fortement des paupières en comptant lentement jusqu'à 30. Cela va reposer la vision et stimuler le système d'irrigation de l'œil.

- Faites rouler vos yeux de gauche à droite et de bas en haut, dans un sens puis dans l'autre.

- Frictionnez la paume de vos mains l'une contre l'autre pour les réchauffer et appliquez-les au-dessus de vos yeux fermés, sans appuyer sur les paupières. Profitez de cette douce sensation de chaleur pour détendre vos yeux.
  Différentes méthodes proposent un entraînement pour entretenir la beauté et la santé des yeux : méthode du Dr Bates, yoga des yeux, orthoptie…

- Buvez de l'eau, encore et toujours, c'est le bon moyen pour hydrater vos yeux de l'intérieur !

- Démaquillez également vos sourcils avec l'huile douceur et lissez-les régulièrement avec le sérum biphasé. Ils retrouveront rapidement brillance et vigueur.
- N'oubliez pas d'hydrater le contour des yeux en appliquant une petite quantité de votre sérum biphasé après le démaquillage.

Sur tes lèvres

Peu importe que votre bouche soit petite, grande ou en forme de cœur, que vos lèvres soient fines ou charnues, un sourire rayonnant éclairera votre visage. Votre sourire est unique, il exprime votre personnalité, votre beauté intérieure. Toute la palette des émotions vibre dans un sourire : joie, mais aussi confiance, désir… Chouchoutez votre bouche et offrez à vos lèvres des soins « cocooning », doux et naturels.

Gommage « bouche gourmande »

Il est important d'effectuer de temps en temps un gommage des lèvres. Régulièrement, les petites peaux mortes s'accumulent et ternissent l'éclat de votre bouche. Votre rouge à lèvre paraîtra plus intense, et vos lèvres seront plus douces… irrésistible, non ?

Ingrédients pour un gommage

- 1 cuillère à café de sucre vanillé
- quelques gouttes d'huile de noisette

L'HUILE DE NOISETTE

Sa saveur subtile se marie fort bien avec le sucre vanillé (à la vanille naturelle, s'il vous plaît...). On l'utilise pour ses propriétés apaisantes et adoucissantes. Non seulement ce gommage est très doux, mais il est aussi entièrement comestible !

La recette pas à pas

- Mettez dans une coupelle une cuillère à café de sucre vanillé.
- Ajoutez quelques gouttes d'huile de noisette, juste assez pour former un mélange d'une consistance pâteuse.

Mode d'emploi

Humidifiez vos lèvres et appliquez votre mélange, gommez en effectuant des petits mouvements doux et circulaires. N'appuyez pas trop fort : les lèvres sont parfois très sensibles. Après votre soin, appliquez le baume « confort », vos lèvres seront infiniment douces...

Sérum biphasé contour des lèvres

Tout autant que le contour des yeux, la zone du contour des lèvres est fragile. Ce sérum, à la texture légèrement huileuse, aide à prévenir l'apparition des rides et à bien hydrater votre peau.

Ingrédients pour un flacon de 20 ml

- 5 ml d'huile de chanvre
- 5 ml d'huile d'argan
- 10 ml de gel d'aloe vera
- 1 goutte d'huile essentielle de bois de rose
- 1 goutte d'huile essentielle de rose

L'huile essentielle de rose

Infiniment précieuse (et chère...), c'est un remarquable tonique cutané. À la fois stimulante, astringente et antirides, elle vient à la rescousse des peaux atones, ternes et fatiguées. Son arôme profond apaise le système nerveux et procure immédiatement une sensation de bien-être réconfortant. Cette huile a tendance à se figer quand la température ambiante est un peu basse, mais il vous suffira de réchauffer le flacon entre vos mains pour lui faire retrouver sa fluidité habituelle.

La recette pas à pas

- Versez l'huile de chanvre dans un flacon préalablement stérilisé.
- Ajoutez le gel d'aloe vera puis le gel de silice.
- Ajoutez les huiles essentielles goutte à goutte.
- Bien agitez votre flacon pour mélanger la préparation.

Mode d'emploi

Avant chaque utilisation, secouez énergiquement votre flacon pour bien mélanger les deux phases du produit. Versez quelques gouttes sur le bout de vos doigts. Appliquez votre sérum sur le contour de la bouche, en remontant bien jusqu'aux ailes du nez. Faites pénétrer en effectuant de légers mouvements de lissage. Utilisez votre sérum matin et soir, avant l'application de votre crème favorite.

Baume « grand froid » au miel d'acacia

Que ce soit l'été à la plage ou bien l'hiver sur les pistes, vos lèvres sont exposées aux intempéries et aux changements brutaux de températures et d'hygrométrie, alors parfois elles craquent ! Ces petites fissures ne sont pas très « glamour » et elles sont souvent douloureuses. Le baume va déposer un film protecteur et nourrissant sur vos lèvres pour qu'elles restent douces en toutes circonstances... Et pour joindre l'utile à l'agréable, son aspect brillant rend vos lèvres pulpeuses et *so sexy* !

Ingrédients pour un baume

- 2 cuillères à café de beurre de karité
- 1 cuillère à café d'huile de macadamia
- 1 cuillère à café de miel liquide

NOTA BENE

Elle a des propriétés adoucissantes et protectrices. On l'utilise fréquemment pour traiter gerçures et crevasses. Elle est très fluide et pénétrante, donc facile et agréable à utiliser.

La recette pas à pas

- Faites fondre le beurre de karité au bain-marie dans un récipient résistant à la chaleur. Attention, cela va aller très vite, car il y en a très peu.
- Dès que le beurre de karité est fondu, enlevez le récipient du feu et ajoutez l'huile de macadamia en remuant doucement.
- Laissez refroidir votre préparation. Quand elle commence tout juste à figer, ajouter le miel d'acacia.
- Bien mélangez pour homogénéiser le tout et versez dans un petit contenant stérilisé.
- Laissez refroidir avant d'utiliser (pour accélérer le refroidissement, on peut mettre la préparation au réfrigérateur).

Baume « confort » à l'huile d'abricot

Ingrédients pour un baume

- 2 cuillères à café de beurre de cacao
- 1 cuillère à café de beurre de coco
- 1 cuillère à café d'huile d'abricot

L'HUILE D'ABRICOT

Cultivé depuis plus de quatre mille ans en Chine, on dit que l'abricotier serait originaire de Mongolie. Les caravanes venues de Chine l'auraient apporté jusqu'aux rivages de la mer Caspienne… et de là, sa culture s'est étendue jusqu'au bassin méditerranéen. On extrait de l'amande du noyau d'abricot une huile riche en vitamine A. On l'utilise depuis l'Antiquité pour les soins cosmétiques et ses vertus émollientes, nourrissantes et régénérantes.

La recette pas à pas

- Faites fondre le beurre de coco et le beurre de cacao au bain-marie, dans un récipient résistant à la chaleur. Attention, cela va aller très vite, car il y en a très peu.
- Dès que les beurres ont fondu, enlevez le récipient du feu et ajoutez l'huile d'abricot en remuant doucement.

- Bien mélangez votre préparation et versez dans un petit contenant stérilisé.
- Laissez refroidir avant d'utiliser (pour accélérer le refroidissement, on peut mettre la préparation au réfrigérateur).

Avis aux paresseuses gourmandes

Ce baume laisse sur les lèvres un subtil goût chocolaté…

Comment conserver les baumes ?

- Par temps chaud, gardez vos baumes au réfrigérateur sous peine de les voir retourner à l'état liquide.
- De manière générale, conserver vos préparations dans des flacons étanches, à l'abri de l'air et de la lumière. La température doit être inférieure à 25 °C

Trucs de paresseuses

Vous améliorerez le confort et la tenue de votre rouge à lèvres, en appliquant au préalable un peu de baume sur vos lèvres.
Vous pouvez utiliser le baume en soin de nuit, avant d'aller au lit. Vos lèvres seront hydratées, donc moins ridées.

Quelques conseils en plus pour une bouche de pin-up

- En hiver, ayez toujours votre baume sous la main et enduisez vos lèvres dès les premières sensations de tiraillement pour éviter les gerçures.
- Pour avoir l'air plus jeune, plus longtemps : riez aux éclats, chantez à tue-tête, cela fait travailler dans la joie tous les muscles de votre visage.
- Ne souriez pas jaune : rendez-vous deux fois par an chez votre dentiste pour entretenir la blancheur et l'éclat de vos dents.

chapitre 7

Comment embellir sa crinière de lionne

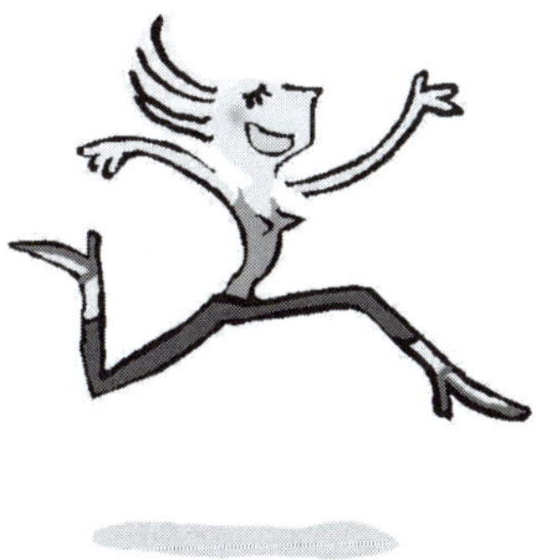

Parce que je le vaux bien !

D'accord, vous n'avez peut-être pas une opulente chevelure rousse et ondulée, et le concept de « crinière de lionne » peut vous être totalement étranger… Mais que vous ayez le cheveu lisse et fin, ou une coupe à la garçonne, votre chevelure est votre plus séduisante parure. Les soins naturels que vous allez lui prodiguer lui donneront une texture soyeuse et éclatante. Si vous la traitez avec douceur et constance, votre chevelure gagnera en brillance et en volume. Devenez maîtresse dans l'art des lotions capillaires parfumées aux essences délicates, vous laisserez derrière vous un sillage inoubliable.

Comment ça marche ?

Le cheveu est principalement composé de kératine. Couvert d'écailles et enduit de sébum, il est solide et d'une résistance extraordinaire : une mèche de cent cheveux pourrait soutenir un poids de dix kilos !

Le cheveu est « naturellement » gras, c'est ce qui lui confère souplesse, brillance et une certaine imperméabilité… d'où l'importance de ne pas le décaper avec des traitements trop agressifs, pour respecter sa nature profonde.

Les masques capillaires sont des soins très efficaces. Ajoutez à votre planning « beauté de ma chevelure de paresseuse » deux masques par semaine, et admirez le résultat… Mais si vous voulez profiter pleinement de leurs bienfaits, il vous faudra être patiente… et respecter un temps de pose de 20 à 30 minutes. Alors, organisez-vous en conséquence et aménagez en un clin d'œil votre salle de bains en salon de coiffure : un siège confortable, quelques magazines et une bonne tasse de thé. Enfin, ayez sous la main l'accessoire indispensable : l'incontournable bonnet de douche en plastique. Prêtes ?

Tous les masques se posent avant de faire votre shampooing.

Les ingrédients sont donnés pour une chevelure de taille moyenne ; si vous avez les cheveux longs, vous pouvez doubler les quantités.

Masque pour cheveux secs

Ingrédients pour un masque

- 1 jaune d'œuf (bio de préférence)
- 1 cuillère à soupe d'huile de bourrache
- 1 cuillère à soupe d'hydrolat de tilleul

L'HUILE DE BOURRACHE

La bourrache est une plante herbacée originaire d'Europe. Elle a des feuilles velues, et ses jolies fleurs bleues en forme d'étoiles sont comestibles… Elles apporteront une touche poivrée à vos salades et surprendront vos convives. De leurs graines, on extrait une huile précieuse, riche en acides gras insaturés et en vitamines A, D, K et E. Régénérante et protectrice, l'huile de bourrache est utile pour les soins des cheveux secs et fragiles.

La recette pas à pas

- Battez le jaune d'œuf à la fourchette et ajoutez l'huile de bourrache en filet, comme si vous faisiez une mayonnaise.
- Faites tiédir l'hydrolat de tilleul et, toujours en fouettant votre mélange, ajoutez-le en filet.
- Utilisez sans attendre votre préparation.

TRUC DE PARESSEUSE

Si cela vous paraît plus facile, vous pouvez réaliser cette préparation au mixer.

Mode d'emploi

Répartissez votre « mayonnaise » sur vos cheveux secs, en massant bien votre cuir chevelu, comme pour un shampoing. Enfilez votre super sexy bonnet de douche en plastique, et c'est parti pour 20 à 30 minutes de pose, le temps de faire… un truc de paresseuse, par exemple. Puis, lavez vos cheveux comme vous le faites habituellement et terminez par une lotion de rinçage.

Masque pour cheveux ternes et fatigués

Ingrédients pour un masque

- 1 cuillère à soupe de miel liquide
- 1 cuillère à soupe d'huile de jojoba
- 1 cuillère à soupe d'hydrolat d'ylang-ylang

Bon à savoir

Hydratante et adoucissante, l'huile de jojoba va nourrir votre fibre capillaire. Le miel et l'hydrolat d'ylang-ylang, par leurs vertus stimulantes vont tonifier votre cuir chevelu.

La recette pas à pas

- Mélangez vivement avec un petit fouet à main le miel liquide et l'huile de jojoba.
- Ajoutez l'hydrolat d'ylang-ylang et remuez encore pour avoir une préparation bien liée.
- Utilisez votre mixture sans attendre.

Mode d'emploi

Brossez soigneusement vos cheveux et répartissez votre préparation sur l'ensemble de votre chevelure. Massez votre cuir chevelu en insistant bien avec le bout de vos doigts pour le stimuler. Enfilez votre bonnet de douche en plastique et « enturbannez-vous » d'une serviette chaude. Laissez poser votre masque réparateur pendant 30 minutes. Puis lavez vos cheveux comme vous le faites habituellement et terminez par une lotion de rinçage.

Masque pour cheveux gras

Ingrédients pour un masque

- 2 cuillères à soupe de poudre d'amande
- 1 cuillère à soupe de lait de soja
- 1 cuillère à soupe d'hydrolat de lavande
- 2 gouttes d'huile essentielle de lavande

BON À SAVOIR

Astringent, purifiant et rafraîchissant, l'hydrolat de lavande apaise et assainit le cuir chevelu. La poudre d'amande et le lait de soja agissent en synergie pour nourrir et réparer la fibre capillaire sans alourdir le cheveu.

La recette pas à pas

- Mélangez la poudre d'amande et le lait de soja pour former une pâte.
- Faites tiédir l'hydrolat de lavande et ajoutez-le peu à peu, toujours en remuant pour délayer la pâte.
- Ajoutez l'huile essentielle de lavande et mélangez bien.
- Utilisez sans attendre votre préparation.

Mode d'emploi

Appliquez votre « pâte d'amande » sur vos cheveux secs et passez un peigne démêloir à larges dents pour bien répartir le mélange sur l'ensemble de votre chevelure. Enfilez votre bonnet de douche et laissez poser de 20 à 30 minutes. Puis lavez vos cheveux comme vous le faites habituellement et terminez par une lotion de rinçage.

Shampooing-soin au rhassoul

Pour offrir à vos cheveux une pose douceur, une fois par semaine, remplacez votre shampooing habituel, par un shampooing au rhassoul.

Ingrédients pour un shampooing

- 3 cuillères à soupe de poudre de rhassoul
- 2 cuillères à soupe d'hydrolat de sauge
- 1 cuillère à soupe de gel d'aloe vera
- de l'eau de source en quantité suffisante pour diluer le mélange

Le rhassoul (ou ghassoul)

Le nom rhassoul vient du verbe arabe *rassala*, qui signifie « laver ». Cette argile volcanique, que l'on ne trouve qu'aux abords du Moyen Atlas, au Maroc, est utilisée depuis des siècles pour les soins de la peau et des cheveux. Purifiant et adoucissant, 100 % naturel, le rhassoul nettoie en profondeur. Il aide à assainir le cuir chevelu et à réguler la sécrétion de sébum. Il permet un lavage très doux qui va respecter le film lipoprotecteur et donne gonflant et brillance à la chevelure.

La recette pas à pas

Comme pour tous les mélanges à base d'argile, il est préférable de ne pas utiliser de récipient ni de cuillère en métal. Un bol en faïence et une spatule en bois conviendront parfaitement pour réaliser votre recette.

- Versez l'hydrolat de sauge sur la poudre de rhassoul en remuant et ajoutez le gel d'aloe vera.
- Ajoutez suffisamment d'eau de source, votre mélange final doit avoir la consistance d'une crème un peu liquide… mais pas trop.
- Laissez gonfler votre préparation quelques minutes avant utilisation.

Truc de paresseuses

Il est facile d'emporter partout votre shampooing au rhassoul (eh oui, vous ne vous en passerez plus) : faites une préparation un peu plus liquide et transvasez-la dans une bouteille en plastique. Agitez votre bouteille comme un shaker pour bien homogénéiser le mélange avant chaque utilisation.

Mode d'emploi

Mouillez vos cheveux et appliquez votre shampoing au rhassoul sur l'ensemble de votre chevelure. Laissez poser de 3 à 5 minutes. Profitez de ce temps pour masser votre cuir chevelu, il va adorer ! Rincez vos cheveux une première fois et recommencez l'opération. Terminez par un rinçage soigneux : vous devez avoir la sensation que vos cheveux crissent sous vos doigts, puis appliquez une lotion de rinçage adaptée à votre type de cheveu.

Les lotions de rinçage à base de vinaigre de cidre permettent d'éliminer les traces de calcaire qui ternissent l'éclat de la chevelure. L'action astringente du vinaigre va resserrer les écailles des cheveux et, donc, en faciliter le démêlage et en accentuer la brillance.

Pour être efficace, la lotion de rinçage s'utilise après le rinçage à l'eau de votre dernier shampooing, et elle ne nécessite aucun rinçage (sous peine de perdre son formidable effet anticalcaire).

Rinçage éclat cheveux blonds

Ingrédients pour un litre de rinçage

- 3 cuillères à soupe de vinaigre de cidre (bio de préférence)
- 1 cuillère soupe de gel d'aloe vera
- 1 litre d'infusion de camomille matricaire

La camomille

Il existe plusieurs variétés de camomille. Pour raviver l'éclat des cheveux blonds, on utilise la camomille matricaire (et non la camomille romaine) appelée aussi camomille allemande. Sa dénomination latine est *matricaria chamomilla* ou *chamomilla reticulata*. Connaître le nom latin d'une plante, vous permet d'être sûre d'utiliser la bonne variété… et d'obtenir les effets souhaités.

La recette pas à pas

- Préparez une infusion corsée de camomille matricaire, en versant un litre d'eau frémissante sur trois cuillerées à soupe de fleurs séchées. Laissez refroidir votre infusion, avant de la filtrer avec une passoire à thé.

- Transvasez votre infusion de camomille dans une bouteille et ajoutez le vinaigre de cidre, puis le gel d'aloe vera.
- Agitez la bouteille : votre lotion est prête à être utilisée.

Rinçage fortifiant

Ingrédients pour un litre de rinçage

- 3 cuillères à soupe de vinaigre de cidre (bio de préférence)
- 1 cuillère soupe de gel d'aloe vera
- 1 litre d'infusion d'ortie piquante (ne craignez rien, les feuilles séchées ne sont plus urticantes)
- 8 gouttes d'huile essentielle de romarin à cinéole

L'ortie piquante, *Urtica dioica*

Cette plante commune, qui envahi si facilement fossés et jardins, est considérée à tort comme une mauvaise herbe. Mal aimée parce que trop piquante… l'ortie est pourtant un véritable trésor de bienfaits. Elle apporte minéraux, oligoéléments, vitamines, acides aminés. Riche en vitamine B5, en silice et en zinc, elle est utile pour les soins des cheveux fragiles et cassants. Par son action tonifiante, elle stimule la pousse des cheveux.

La recette pas à pas

- Préparez une infusion d'ortie en versant un litre d'eau frémissante sur quatre cuillerées à soupe de feuilles sèches ou bien deux cuillerées d'ortie en poudre. Laissez refroidir votre infusion.

- Transvasez votre infusion d'ortie dans une bouteille et ajoutez le vinaigre de cidre, puis le gel d'aloe vera.
- Ajoutez l'huile essentielle de romarin goutte à goutte et agitez la bouteille pour mélanger votre préparation.

Voici une recette pour raviver les reflets des cheveux châtains à bruns. Sa réalisation demande un peu de temps, mais vous aurez de quoi faire plusieurs rinçages… ou vous pourrez partager avec votre « meilleure amie brunette ».

Rinçage « brunette »

Ingrédients pour un litre de rinçage

- 3 cuillères à soupe de vinaigre de cidre (bio de préférence)
- 1 cuillère soupe de gel d'aloe vera
- 500 ml d'infusion de romarin
- 500 ml de décoction de feuilles de châtaignier

Décoction ou infusion ?

Attention à ne pas confondre ! Une décoction nécessite de faire bouillir la plante pendant un certain temps pour en extraire les principes actifs. Ce traitement ne convient pas à toutes les plantes. Pour réaliser une infusion, on verse simplement le liquide bouillant ou frémissant sur la plante.

Le châtaignier, *Castanea sativa*

Cet arbre majestueux peut atteindre 35 mètres de haut. Son bois dur et solide est utilisé en menuiserie et pour les charpentes. Le châtaignier était surnommé « arbre à pain », car son fruit, la châtaigne, très énergétique, a longtemps servi de base à l'alimentation, en remplacement des céréales. On fait de délicieux gâteaux à la farine de châtaigne. Dans certaines régions, on utilise ses feuilles

riches en tanin pour envelopper les fromages de chèvre. On utilise traditionnellement les infusions de feuilles de châtaignier pour prévenir les rhumes et les problèmes respiratoires, et les décoctions de feuilles pour les soins des cheveux.

La recette pas à pas

- Tout d'abord, préparez votre décoction de feuilles de châtaignier : laissez macérer deux cuillerées de feuilles émiettées dans un demi-litre d'eau froide, pendant deux heures. Portez le mélange à ébullition et laissez frémir pendant 15 minutes. Laissez refroidir complètement votre décoction avant de la filtrer avec une passoire à thé.
- Préparez une infusion de romarin en versant un demi-litre d'eau frémissante sur deux cuillerées à soupe de feuilles séchées. Laissez refroidir votre infusion avant de la filtrer.
- Transvasez votre décoction de châtaignier et votre infusion de romarin dans une bouteille et ajoutez le vinaigre de cidre, puis le gel d'aloe vera.
- Agitez la bouteille : votre lotion est prête à être utilisée.

TRUC DE PARESSEUSE

Grâce aux actifs des feuilles de châtaignier et de romarin, cette lotion est aussi excellente en soin antipelliculaire.

Mode d'emploi des lotions de rinçage

Après avoir soigneusement lavé et rincé vos cheveux, appliquez la lotion sur l'ensemble de votre chevelure. Répartissez bien le produit en peignant vos cheveux à l'aide d'un démêloir à larges dents, pour ne pas les abîmer. Une fois secs, vos cheveux ne sentiront pas le vinaigre… mais ils seront doux et brillants.

TRUC DE PARESSEUSE

Si vous n'utilisez pas la totalité de votre lotion de rinçage, vous pouvez la conserver deux semaines au réfrigérateur.

Baume réparateur

Le baume s'applique sur des cheveux propres et secs. Il va gainer et nourrir la fibre capillaire.

Ingrédients pour un baume

- 1 cuillère à café de beurre de karité
- 1 cuillère à café de beurre de coco
- 1 cuillère à café d'huile de camélia
- 2 gouttes d'huile essentielle de santal

L'HUILE DE CAMÉLIA

En Asie, les femmes utilisent depuis des siècles l'huile de camélia pour embellir leur chevelure. Adoucissante et protectrice, elle est extraite des graines du *camellia sinensis*, arbuste de la famille des théacées. Riche en acides gras essentiels, elle va aider à gainer et à tonifier les cheveux secs et dévitalisés.

La recette pas à pas

- Faites fondre le beurre de karité et le beurre de coco au bain-marie dans un récipient résistant à la chaleur.

- Dès que les beurres ont fondu, enlevez le récipient du feu et ajoutez l'huile camélia en remuant doucement.
- Sans cesser de remuer, ajoutez l'huile essentielle de santal goutte à goutte.
- Bien mélangez votre préparation et versez dans un petit contenant stérilisé.
- Laissez refroidir avant d'utiliser (pour accélérer le refroidissement, on peut mettre la préparation au réfrigérateur).

Mode d'emploi

Laissez fondre une petite noisette de baume entre vos doigts, enduisez vos pointes de cheveux en les massant doucement. Vous pouvez aussi l'appliquer sur la totalité de votre chevelure, pour la protéger du chlore si vous allez à la piscine.

La palette de senteurs des huiles essentielles

Ylang-ylang : patchouli
Jasmin : nature voluptueuse
Rose, géranium bourbon : splendeur florale
Néroli : tendre et suave
Cèdre et santal : boisés, chauds et rassurants
Lavande : fraîche
Mandarine : joyeuse
Mais encore : ciste, vétiver, orange douce, gingembre… À vous d'apprivoiser ces nectars.

Brume aromatique

De tout temps et dans toutes les traditions, les femmes ont utilisé les parfums pour magnifier leur chevelure. Vous allez pouvoir donner libre cours à votre créativité, en utilisant vos essences favorites pour créer vos mélanges exclusifs. Cette recette de brume parfumée est toute douce. Elle ne comporte pas d'alcool, mais juste ce qu'il faut d'huile de jojoba et de gel d'aloe vera pour apporter brillance et souplesse. Laissez-vous guider par le bout de votre nez de paresseuse, faites confiance à votre ressenti, amusez-vous !

Ingrédients pour un flacon spray de 100 ml

- 90 ml d'eau de source
- 1 cuillère à soupe de gel d'aloe vera
- 1 cuillère à café d'huile de jojoba
- de 2 à 8 gouttes d'huiles essentielles de votre choix

Truc de paresseuse

Vous pouvez remplacer l'eau de source par un hydrolat en harmonie avec la senteur choisie. Par exemple, une eau de rose conviendra très bien avec les huiles essentielles de bois de rose, ciste, rose, géranium. L'hydrolat de menthe accentuera la fraîcheur de l'huile essentielle de lavande. L'eau de fleur d'oranger se marie

parfaitement avec le néroli, mais aussi avec le cèdre ou le jasmin… Ce ne sont que quelques pistes, n'hésitez pas à écouter vos intuitions olfactives et laissez-vous surprendre…

La recette pas à pas

- Versez l'huile de jojoba dans votre flacon.
- Ajoutez les huiles essentielles goutte à goutte et agitez bien.
- Ajoutez le gel d'aloe vera et complétez avec de l'eau de source.
- Secouez fortement votre flacon pour homogénéiser le mélange.

Mode d'emploi

Agitez le flacon pour mélanger le produit. Vaporisez sur votre chevelure en respectant une distance de 15 à 20 centimètres et en évitant soigneusement vos yeux.

Quelques conseils en plus pour une chevelure de rêve

- Portez chapeau, casquette ou bandana : lorsque vous allez au soleil, vos cheveux grillent aussi facilement que votre peau… Et le soleil ne brille pas seulement l'été à la plage ! Ballades en montagne ou en bateau, farniente en terrasse, si vous ne supportez pas de couvre-chef, choisissez au moins l'abri sous parasol.

- Pour ménager vos cheveux, tenez votre sèche-cheveux à une distance d'au moins 20 centimètres et réglez-le toujours sur la température la plus basse.

- Coiffez-vous avec des chouchous et oubliez les élastiques qui cassent les fibres capillaires.

- Les shampooings que l'on trouve dans le commerce sont des produits très concentrés. Ne les versez pas directement sur vos cheveux, mais coupez-les avec de l'eau avant d'appliquer le mélange sur votre chevelure. Vous protégerez vos cheveux… et ferez des économies !

- Rien de tel qu'une bonne salade pour des cheveux en pleine forme… si vous prenez la peine de l'assaisonner avec de l'huile de noix (riche en vitamine B6, excellente pour les cheveux) et de la saupoudrer d'une cuillère à café de germes de blé et d'une pincée de levure de bière (bourrés de vitamine B et d'antioxydants).

chapitre 8

Petit glossaire des recettes de beauté

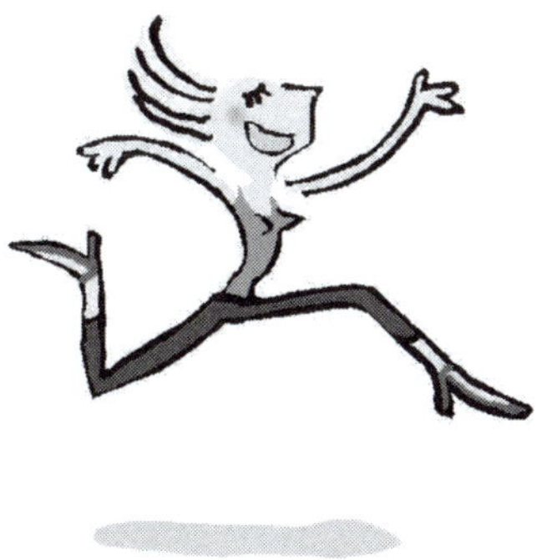

Acides gras essentiels

Ce sont des matières grasses indispensables à l'organisme, mais qu'il ne peut fabriquer lui-même. Il doit donc les puiser dans les aliments et les suppléments que l'on lui apporte. Ces « bons » lipides ont un rôle important pour le métabolisme cellulaire. On les trouve notamment dans les huiles de bourrache, chanvre et onagre.

Astringent

En cosmétique, on dit d'une substance qu'elle est astringente lorsqu'elle provoque la contraction des vaisseaux sanguins, ce qui a pour effet de resserrer les tissus de la peau. Cette propriété est très utile pour les peaux grasses ou atones.

Antioxydant

Comme son nom l'indique, un antioxydant est une molécule qui va lutter contre l'oxydation des cellules, en agissant contre les radicaux libres (molécules qui en trop grand nombre vont encrasser l'organisme et accélérer le vieillissement cutané).

Les fruits et légumes sont d'excellentes sources d'antioxydants, ainsi que le thé vert.

Enzyme

C'est une molécule qui va permettre d'accélérer les réactions chimiques du métabolisme cellulaire. Autrement dit : un super booster !

Huile essentielle

Faussement appelé « huile », c'est un liquide aromatique concentré. On l'obtient généralement par distillation de la plante dans un alambic, ou en pressant le zeste pour les agrumes. Très riche en principes actifs, une huile essentielle doit être utilisée avec prudence, en respectant les consignes et les dosages préconisés.

Hydrolat

Lorsque l'on distille une plante dans un alambic, pour en obtenir l'huile essentielle, on recueille, après la décantation, le liquide ayant servi à distiller les plantes. Cette eau s'est chargée au passage des arômes et des molécules actives et volatile de la plante : c'est devenu un hydrolat (souvent appelé « eau florale »). Bien plus doux que l'huile essentielle, il ne nécessite pas les mêmes précautions d'usage.

Kératine

C'est une protéine fibreuse très résistante. Elle constitue la matière première des cheveux et des ongles. Pour avoir une kératine en pleine forme (donc de beaux cheveux et de jolis ongles), consommez des aliments riches en vitamine E et en acides gras essentiels : huile de colza, germes de blé, amandes, noisettes…

Métabolisme

Ce sont tous les processus physiques et chimiques qui permettent le maintien de la vie.

Oligoéléments

De la famille des minéraux, ces micronutriments sont indispensables à notre métabolisme, en quantités infimes. Certains oligoéléments doivent être apportés par l'alimentation, car notre organisme ne peut pas les synthétiser. Aidant au renouvellement cellulaire, le zinc, par exemple, joue un rôle important pour la beauté de la peau. Huîtres, crustacés et céréales complètes sont des aliments riches en zinc.

Oméga 3, 6 et 9

Ils font partie des acides gras essentiels insaturés. Ils interviennent dans les processus vitaux et participent au bon fonctionnement de nos cellules. On en trouve dans les huiles de noix et de bourrache, les poissons gras, les graines de lin, mais aussi dans les brocolis, épinards et melons… de quoi rester gourmande.

Polyphénols

Ces molécules organiques présentes dans le règne végétal sont des antioxydants naturels. Ils sont très utilisés en pharmaceutique et cosmétique pour leurs propriétés bénéfiques. Alors pour partir à la chasse aux vilains radicaux libres, délectez-vous de fruits rouges, de thé vert et de chocolat.

Radicaux libres

Ce sont des atomes avec un électron instable. Dans notre corps, ils vont agir en essayant de voler des électrons à d'autres molécules. En « raptant » d'autres électrons, ils vont endommager les cellules saines et provoquer un « stress oxydatif », qui peut être à l'origine de nombreuses maladies. Tabac, alcool, pollution et rayons UV sont aussi sources de radicaux libres et accélèrent le processus de vieillissement. Une consommation quotidienne de fruits et de légumes est une excellente façon de lutter contre la prolifération des radicaux libres.

Vitamine A

Elle est très utile pour la vision, la croissance, mais aussi pour la peau, en favorisant la cicatrisation et en luttant contre les radicaux libres. Il y a deux formes de vitamine A : le rétinol, qui est la forme active de la vitamine A, directement assimilable par l'organisme, et la provitamine A, qui nécessite d'être transformée par le métabolisme intestinal pour devenir utilisable par le corps. On trouve la vitamine A sous forme de rétinol dans le foie de veau, le foie de morue, le jaune d'œuf, le lait. La provitamine A est présente dans de nombreux végétaux, comme les carottes, les navets, les mangues, les abricots…

Vitamine C

C'est une vitamine de choix pour la beauté de la peau. Excellent antioxydant, elle va bloquer les radicaux libres et a une action régénérante sur la vitamine E. Elle favorise la formation de collagène, la cicatrisation des tissus et augmente la résistance aux infections. De bonnes raisons pour ne pas oublier un bon jus d'orange au petit-déjeuner. Cassis, persil, poivron et kiwi sont également très riches en vitamine C.

Vitamine E

Antioxydant puissant, elle empêche les radicaux libres d'attaquer les graisses des membranes cellulaires et d'oxyder la vitamine A. On la trouve principalement dans les huiles végétales, comme l'huile de tournesol ou de germes de blé.

Adresses utiles

www.aroma-zone.com : tout le petit matériel nécessaire à l'ouverture de votre « laboratoire ».

www.bilby-co.com : un grand choix de matières premières, flacons, livres…

www.codina.net : beurres et huiles végétales, huiles essentielles…

www.florame.com : huiles essentielles, eaux florales, huiles végétales…

www.legattilier.com : producteur de plantes médicinales et huiles essentielles bio.

www.muji.fr : pour leurs jolis flacons et leurs séparateurs d'orteil super design…

www.myrtea.com : une gamme très étendue d'huiles essentielles et d'hydrolats.

Table des matières

Dans la même collection :

Les Abdo-fessiers des paresseuses
L'Almanach des paresseuses
L'Anglais des paresseuses
L'Armoire idéale des paresseuses
L'Art de se faire épouser des paresseuses
L'Astrologie des paresseuses
La Beauté des paresseuses
La Bio Attitude des paresseuses
La Boîte à paresse
La Boîte détox des paresseuses
Les Bonnes Résolutions des paresseuses
Les Bons Plans anti-cellulite des paresseuses
Les Bons Plans ventre plat des paresseuses
Le Bricolage des paresseuses
Le Cahier de gym des paresseuses
Le Cahier de vacances des paresseuses
La Cave à vin des paresseuses
Les Coktails des paresseuses
Le Corps de rêve des paresseuses
La Couture des paresseuses
La Cuisine des paresseuses
La Déco des paresseuses
L'Écologie des paresseuses
Extrait de paresse
Le Feng Shui des paresseuses
La Fête des paresseuses
La Grossesse des paresseuses
Le Guide de survie des paresseuses
La Gym des paresseuses
Le Gym box des paresseuses
L'Histoire de France des paresseuses
Le Home sweet home des paresseuses
Le Jardinage des paresseuses
Jeune Maman et paresseuse
Le Kama-sutra des paresseuses
La Kama-sutra Box des paresseuses
La Kit régime des paresseuses
Le Nouveau Savoir-vivre des paresseuses
Les paresseuses cassent la baraque
Les paresseuses changent de vie !
Les paresseuses ne se laissent plus faire
Les paresseuses se marient !
Les paresseuses s'engagent !
Le Paris des paresseuses
Le PC des paresseuses
La Philo des paresseuses
Le Pilates des paresseuses
Le Poker des paresseuses
La Positive Attitude des paresseuses
Le Prince Charmant des paresseuses
Les Recettes érotiques des paresseuses
Les Recettes minceur des paresseuses
La Recherche de job des paresseuses
Le Régime des paresseuses
Le Régime express des paresseuses
La Santé des paresseuses
Les Secrets de jeunesse des paresseuses
La Sexualité des paresseuses
La Sexy Attitude des paresseuses
Le Sudoku des paresseuses
Le Système D des paresseuses
Le Tricot des paresseuses
Les Vacances des paresseuses
La Vie politique (enfin) expliquée aux paresseuses
La Vie rêvée des paresseuses
Le Vintage des paresseuses
Le Yoga des paresseuses
La Zen Attitude des paresseuses

En papeterie :

L'Agenda des paresseuses 2010
Le Répertoire des paresseuses
L'Éphéméride des paresseuses

Les B.D. :

La B.D. des paresseuses
La B.D. des paresseuses 2
Pourquoi j'suis pas aux Maldives

Pour l'éditeur, le principe est d'utiliser des papiers composés de fibres naturelles, renouvelables, recyclables et fabriqués à partir de bois issus de forêts qui adoptent un système d'aménagement durable.

En outre, l'éditeur attend de ses fournisseurs de papier qu'ils s'inscrivent dans une démarche de certification environnementale reconnue.

Photocomposition Nord Compo

Imprimé en Italie
par Rotolito Lombarda
Dépôt légal : Mai 2011
ISBN : 978-2-501-06665-5
40.5762.6/01